VOLUMEN 73

LA QUÍMICA DEL CÁNCER

TAUTOMERISMO Y METILACIÓN

EDICIÓN FINAL AGOSTO 2022

Carlos L Partidas

DEDICATORIA

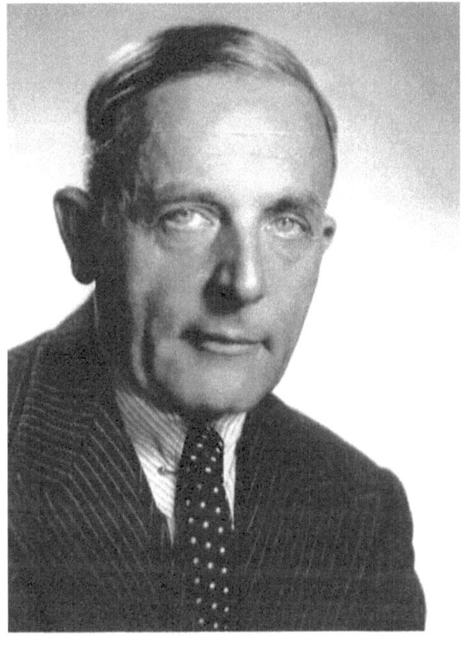

Al fisiólogo y bioquímico alemán Otto Heinrich Warburg; quien descubrió, que las células cancerosas viven en medio ácido y sin oxígeno

ÍNDICE DEL CONTENIDO

RECONOCIMIENTO

A LOS SERES VIVOS, QUIENES VIVEN EN ESTA ESTACIÓN FÍSICA
DE LOS NIVELES ENERGÉTICOS, PARA ESTAR DE MANERA
TEMPORAL EN LA TIERRA

Capítulo **1**

EQUILIBRIO ÁCIDO-BASE

Para producir la energía calórica, las mitocondrias de las células sanas lo pueden lograr con el azúcar glucosa y oxígeno. La glucosa llega desde los carbohidratos mediante la comida; y el oxígeno por medio de la respiración a través del transporte de la hemoglobina. Luego de la generación de la energía, en las mitocondrias se generará bióxido de carbono como desecho. Sin embargo, si no llega oxígeno por la vía de la respiración porque la hemoglobina está bloqueada debido a la acidosis que se genera por el ácido úrico, las mitocondrias recurrirán al proceso de la fermentación de la glucosa; cuyo proceso, también se conoce como glucólisis. Cuando la producción de la energía en forma de calor se va por la vía de la glucólisis, en las mitocondrias se generará lactato en vez de bióxido de carbono.

En las células sanas, las mitocondrias utilizan estas dos vías para producir energía calórica; ya que, el proceso, va a depender de la forma en que esté adaptada la respiración celular de cada ser vivo: por ejemplo, cuando éramos un germen, no había oxígeno en las mitocondrias que estaban en las colas de los espermatozoides. En ese momento, el azúcar para la producción de energía era fructosa. Mediante el rompimiento de la fructosa no se genera lactato sino glucosa y galactosa. De tal manera que, la fructosa es el azúcar que está presente en las gónadas en forma de haploide de todos los mamíferos del género masculino.

Cuando el espermatozoide se introduce en el otro haploide; es decir, el óvulo, la réplica continuará hasta el envejecimiento; pasando por las etapas de un embrión y un bebé en el vientre hasta que ocurra el nacimiento. Las células del embrión necesitan glucosa y oxígeno para replicarse; por lo cual, estas dos sustancias están presentes en la sangre de la mamá donde crece el embrión, y desde la sangre de la mamá, el embrión tomará los nutrientes necesarios para el crecimiento o la replicación celular. Para la respiración de sus células en el vientre, el bebé utilizará la glucosa y el oxígeno que le aportan la mamá.

De tal manera que, el suministro de los nutrientes para el embrión va a depender de la respiración y la clase de comida de la mamá. Si no les llega oxígeno a las mitocondrias de las células del feto, las mitocondrias recurrirán al proceso de la fermentación. Pero, ya no será mediante la fermentación de la fructosa, sino por la glucólisis de la glucosa. Por lo cual, por esta vía de la respiración se generará lactato.

Mediante el sueño, habrá más oxígeno; y el lactato, se convertirá de nuevo en piruvato y el piruvato se transformará de nuevo en glucosa. Así que, la vida del embrión, y cuando el embrión se vaya transformando en un bebé en el vientre, la respiración de sus células será por la vía normal de glucosa con oxígeno, lo cual depende de la respiración y de la comida de la mamá.

Luego del nacimiento, el alimento tiene que ser por la leche de la mamá. En la leche de la mamá, el azúcar es lactosa. A partir de la lactosa el bebé puede obtener los azúcares glucosa y galactosa. Con la glucosa, el bebé puede obtener la energía calórica en las mitocondrias de sus células; mientras que, a partir del azúcar galactosa, el bebé podrá obtener los nutrientes básicos para la continuidad de la formación del sistema nervioso.

En un principio, el recién nacido no produce suficiente saliva en la boca; por lo cual, para obtener desde la leche de la mamá estos compuestos necesarios para la energía y el fortalecimiento del sistema nervioso a partir de la galactosa, el bebé tiene en su intestino delgado la enzima lactasa. La enzima lactasa comienza a desaparecer cuando el bebé produce saliva en la boca, ya que la enzima amilasa, le permite al bebé obtener la glucosa a partir de la degradación de los carbohidratos que están en los alimentos. Mientras que el oxígeno lo seguirá obteniendo mediante la respiración, donde el proceso va a depender del grado de acidez de la sangre.

En los alvéolos, el grado de la acidez es más bajo; de tal manera que, el ácido carbónico se descompone en vapor de agua y bióxido de carbono. El ácido carbónico fue trasportados desde la periferia de la células por la hemoglobina. La hemoglobina tiene 4 grupos hemo; y cada grupo hemo se enlaza con un átomo de oxígeno. Por lo cual, al quedar el grupo hemo vacío luego de la exhalación, la hemoglobina se une con 4 moléculas de oxígeno en los alvéolos y los lleva hasta la periferia de la célula.

Lo que hace que la hemoglobina lleve el oxígeno hacia las células y transporte el ácido carbónico hacia los pulmones, es un cambio en el grado de acidez. En la parte interna de las células, el valor de la acidez es neutro; es decir el pH es 7,00; mientras que, en los pulmones el valor de la acidez es 7,40. Este rango de acidez tiene que ser estrecho, con el fin de que sea la misma molécula de hemoglobina, la encargada de transportar el oxígeno desde los pulmones hacia la periferia de la célula; y sacar desde la periferia de la célula, el ácido carbónico hacia los pulmones.

En la periferia de las células la acidez es más alta; por lo cual, la hemoglobina intercambia con la mioglobina el oxígeno que trajo desde los pulmones por el ácido carbónico que produjeron las mitocondrias en el interior de las células. La mioglobina tiene un solo grupo hemo, por lo cual la mioglobina es más pequeña que la hemoglobina. La mioglobina está con mayor abundancia en la sangre respecto a la cantidad de hemoglobina. Por ser más pequeña que la hemoglobina, la mioglobina puede ingresar a la células para llevarle el oxígeno a las mitocondrias. La mioglobina es de color rojo, y por estar con mayor abundancia, la mioglobina es la reserva de oxígeno para las células. Mioglobina es la sustancia que le confiere el tinte rojo a la sangre.

En la periferia de la célula, la hemoglobina se une al ácido carbónico de forma preferente con el oxígeno, debido a que en la periferia de la células, el valor de la acidez es más alto que en los pulmones.

El sistema reductor dentro de las células con un grado de acidez normal evita que el grado de la acidez se incremente dentro de la célula.

Si la sangre se vuelve ácida, la hemoglobina no se podrá desprender del ácido carbónico; por lo cual, no habrá transporte de oxígeno hacia las mitocondrias de las células. Si no hay oxígeno en las mitocondrias, las mitocondrias producirán la energía por la segunda vía; es decir, mediante la fermentación de la glucosa. Sin embargo, si la acidez dentro de las células está alto en lugar de piruvato se producirá lactato. Si el grado de acidez se mantiene elevado dentro de la célula, el lactato se convertirá en ácido láctico.

La enzima anhidrasa carbónica, es la que se encarga de transformar el bióxido de carbono en ácido carbónico. En esta reacción se produce una alta acidez en el citoplasma; ya que, se libera un protón en el sistema reductor dentro de la célula. El sistema reductor dentro de la célula logrará que no se incremente el grado de acidez; ya que, si no existiera el sistema reductor, el lactato se convertiría en ácido láctico. El ácido láctico dentro de la célula dañaría el sistema reductor celular. Entre ellos, dejará de funcionar la enzima anhidrasa carbónica; por lo cual, la mioglobina no podrá introducir el oxígeno hacia las células; pero, tampoco la mioglobina logrará sacar desde la célula el desecho como ácido carbónico, si se llegara a dañar el sistema reductor dentro de las células.

Si el grado de acidez es más elevado dentro de la célula, se afectará el núcleo de la célula; ya que, se modificarían los enlaces de los puentes de hidrógeno entre las bases que forman el ADN. Por lo cual, los cromosomas insertarán de forma errada los pares de bases, debido a dos efectos asociados, como son el tautomerismo y la metilación.

Debe existir un equilibrio dentro y fuera de la célula. Por ejemplo, fuera de la célula, se necesita de un sistema enzimático reductor, para que el NAD pueda reducir el hierro III de la hemoglobina a hierro II; pero, es el mismo NAD quien oxida el hierro II de la hemoglobina a hierro III. Para que la mioglobina pueda sacar desde las células como hierro III el ácido carbónico. Para que la hemoglobina pueda llevar el oxígeno hacia la periferia de la célula, el hierro de la hemoglobina tiene que estar como hierro II. A su vez, para que la mioglobina pueda transportar hacia la parte interna de las células el oxígeno, el estado de oxidación del hierro de la mioglobina tiene que estar como hierro II.

Luego, en la parte externa de la célula la acidez es alta; por lo cual, se invierte el proceso: la mioglobina suelta el ácido carbónico y captura el oxígeno que deja libre la hemoglobina, cuando la hemoglobina se une con el ácido carbónico. La corriente sanguínea arrastra de nuevo la hemoglobina hacia los pulmones para sacar del cuerpo el ácido carbónico.

Este es el proceso para la respiración normal que se lleva a cabo dentro y fuera de las células. Pero, este sistema de intercambio de bióxido de carbono por oxígeno no corresponde a una reacción química, sino a un proceso de intercambio de oxígeno por ácido carbónico. Por lo cual, el Dr. Max Ferdinand Perutz lo llamó efecto cooperativo.

Es al Dr. Perutz, a quien le debemos la descripción del proceso respiratorio de las células. Aunque el Dr. Perutz basó la descripción de la respiración celular, mediante la medida del valor de la presión parcial de oxígeno de 100 mm de mercurio en los pulmones y de 40 mm de mercurio en el músculo; ya que, estas serían las variables que el Dr. Ferdinand Perutz podía medir. Pero, deducimos, que el cambio de estos valores se debe más bien a un cambio de acidez y no a un cambio de presión parcial del oxígeno.

El valor de acidez más alto fuera de la célula se llama efecto Bohr. La descripción del proceso se debe al físico danés Niels Henrik David Bohr.

El posterior análisis experimental del Dr. Ferdinand Perutz, se basa en la observación del científico alemán Otto

Heinrich Warburg; en cuanto a que, las células cancerosas se reproducen en un medio ácido y un ambiente sin oxígeno.

La acidez fuera del rango normal se produce por el incremento de la concentración de ácido úrico en la sangre. El incremento de la concentración de ácido úrico en la sangre se debe al consumo de células de origen animal. Todos los organismos; al menos los mamíferos, somos consustanciales; de tal forma que, nuestras células respecto a otro animal son químicamente iguales. Lo único que nos hace lucir con una estampa física diferente, es el orden en que están insertadas estas bases en el ADN; es decir, el código genético.

Luego de nacer, este estrecho rango de acidez para que se pueda realizar el proceso de la respiración dentro y fuera de las células, lo podemos modificar por medio de la alimentación; principalmente, por el desconocimiento de cómo es este proceso respiratorio de intercambio de oxígeno por ácido carbónico. Dependiendo de la clase de alimento que se ingiera, podemos producir una modificación en los acoples de las bases en el ADN.

El cambio de los acoples entre las bases en el ADN es lo que se conoce como una mutación; lo cual, dará origen al cáncer. Es una mutación; ya que, la modificación del ADN se produce mediante el efecto del tautomerismo y la metilación de la materia electrónica.

Del acople correcto o no de estas bases en el ADN, adenina-timina, timina-citocina y guanina cetónica-citocina, va a depender de la química dentro del núcleo y en los cromosomas de las células. Así que, la química dentro y fuera de nuestras células, dependerá finalmente de nosotros; ya que, somos nosotros quienes decidimos la forma de alimentarnos. Y la forma de alimentarse cuando somos adultos es un acto voluntario.

Vamos a ver de forma matemática, cuál es el rango o valor de las concentraciones de urato de sodio y ácido úrico, para demostrar, por qué y cómo es que el urato de sodio se convierte en ácido úrico; lo cual, es una consecuencia por las mutaciones que le ocurren a las células. O podremos comprobar mediante esta relación, en qué proporciones se encuentran el ácido úrico y el urato de sodio en la sangre normal de una persona sana y en otra persona con cáncer mediante la siguiente fórmula:

$$[\text{urato de sodio}] = 10^{(pH-pka)} [\text{ácido úrico}]$$

El pk_a del ácido úrico es 5,8; por lo cual, sustituyendo los valores para el valor del pH de una persona cuya sangre tiene un valor de acidez normal o pH igual a 7,40 tenemos que:

$$[\text{urato de sodio}] = 10^{7,4-5,8} [\text{ácido úrico}]$$

$$[\text{urato de sodio}] = 10^{1,6} [\text{ácido úrico}]$$

$$[\text{urato de sodio}] = 40 [\text{ácido úrico}]$$

Es decir que, para la sangre de una persona cuyo valor de acidez en su sangre sea normal, la concentración de urato de sodio debería ser aproximadamente 40 veces más alta que la concentración de ácido úrico.

Mientras que, para la sangre de una persona involucrada con un caso terminal de cáncer, el pH de la sangre es 5,5; por lo cual, esta relación es:

$$[\text{urato de sodio}] = 10^{5,5-5,8} [\text{ácido úrico}]$$

$$[\text{urato de sodio}] = 10^{-0,3} [\text{ácido úrico}]$$

$$[\text{urato de sodio}] = 0,5\ [\text{ácido úrico}]$$

Lo cual indica, que, si la sangre está muy ácida para una persona con un caso terminal de cáncer, la concentración de ácido úrico, en este caso se duplica; es decir, que la concentración de ácido úrico es dos veces mayor que la concentración de urato de sodio:

$$[\text{ácido úrico}] = 2\ [\text{urato de sódio}]$$

Es decir, que, en la sangre de una persona en una etapa terminal de cáncer, ya no existirá el antioxidante urato de sodio, o tal vez que ningún otro antioxidante disponible, para que en la hemoglobina se pueda reducir el hierro desde el ion férrico III a ion ferroso II; por lo que, no habrá transporte de oxígeno; ya que la hemoglobina está neutralizada por el ácido carbónico.

Lo más probable, es que además con esta acidez alta, se afecte igualmente el antioxidante NAD^+ y $NADH$. Porque, si el valor de la acidez en una persona con el caso terminal de cáncer fuera de 4,5; la relación [urato de sodio]/[ácido úrico] será mayor. Y en este caso del cáncer, la concentración de ácido úrico estaría a más de dos veces por encima de la concentración de urato de sodio.

De tal forma que, si la acidez está alta, todas las células sanas se quedarán sin oxígeno, porque la hemoglobina está bloqueada por el ácido úrico. Así que, todo el conjunto de células de la persona con cáncer se paralizaría por falta de oxigenación.

Se producirá un acmé o paroxismo en la persona con un ambiente sanguíneo más ácido, donde el resto de las células sanas se doblegan; ya que, las células sanas no lograrán captar el oxígeno para sobrevivir. Mientras que las células cancerosas cambiaron la forma de existencia de la persona sana, obligadas por la masa magnética del espíritu que solamente reside de manera temporal en un cuerpo hecho por materia electrónica; el cual, no fue configurado para ingerir la carne de otro animal como alimento. Se puede modificar el proceso normal sin el conocimiento; ya que, la materia de las células que forman el cuerpo electrónico es únicamente energía electrónica condensada en forma de materia electrónica. Es decir, que la materia electrónica del cuerpo es cambiante. Por lo cual, esta es la única clase de materia electrónica que puede adaptarse a los cambios inducidos en el ser vivo.

Se han logrado las condiciones, para que ambas clases de células cancerosas y mutantes ya no puedan coexistir ocupando el mismo cuerpo. Y estas condiciones de acidez más alta, es favorable solamente para la sobrevivencia de las células mutantes; ya que, estas células mutadas pueden sobrevivir sin oxígeno; tal como lo analizó el fisiólogo alemán Otto Heinrich Warburg.

Si no hay oxígeno, esta situación no es favorable para aquellas células que aún están sanas. Esto sucederá, hasta que no se revierta a tiempo esa anomalía de la alta acidez, la cual es causada por el desbalance, o como consecuencia del bajo valor del pH; o sea, la alta acidez corporal. Mientras que no encontremos la forma de bajar la acidosis, no tendremos otra manera para revertir la afección del cáncer.

Es una estrategia acertada el cambio de la forma de alimentarse de algunas personas con cáncer, porque han cambiado a tiempo su estilo de vida de ser carnívoros a ser vegetarianos, y se han aliviado de la enfermedad, incluso en aquellas personas con cáncer en la etapa terminal. Porque tal vez que, con este cambio de estrategia alimenticia; si el cambio es oportuno, han logrado que la sangre que se había vuelto ácida se restituya o retome su valor de acidez normal. Quizás porque han comprendido a tiempo, que lo que causa el daño, es el consumo de carnes, la cual contiene las células que provocan la acidez y luego el tautomerismo. Mientras que, las proteínas que igualmente trae la carne inducen a la metilación de las bases citocina y al uracilo, cuando la base uracilo a cambiado de cetónico a enólico.

La única forma de darles una nueva oportunidad a las células que se mantienen sanas es que sean las mismas, que por su propia autonomía, retomen el control de su equilibrio químico, o la condición idónea de funcionamiento; o tal vez, tratando de no obligarlas a que todas las células sean afectadas en un proceso de metástasis.

Concluimos, que el origen del cáncer se debe a un desequilibrio ácido-álcali en la sangre, el cual puede ser revertido químicamente; pero no, con una vacuna. Porque el caso del cáncer no es un problema inmunológico sino químico. Y las diferencias patológicas en cuanto a esta anomalía, se debe a la clase de tejido epitelial involucrado; ya que, el 80 % de los casos de cáncer se originan en el tejido epitelial; principalmente en las células apicales. Las células apicales no tienen irrigación sanguínea propia, y la nutrición de estas células apicales, depende de las células que forman el tejido epitelial subyacente.

Un ejemplo de estos, son la células apicales de los ductos de leche en las mamas, las células apicales en las vesículas seminales conectadas a la próstata, las células apicales de la piel que están expuestas al medio ambiente externo y las células gliales del cerebro, que asisten con nutrientes a las neuronas. Las neuronas están dedicadas a la conducción electrónica; por lo cual, las neuronas no tienen vías de irrigación sanguínea.

La afectación de las células gliales en el cerebro por la falta de oxigenación puede llevar al caso del mal de alzhéimer o el párkinson. El otro factor que contribuye a la falta de oxigenación de las células gliales en el cerebro es la viscosidad de la sangre. Cuando la sangre se torna más viscosa, disminuye la fluidez; y lo que puede incrementar la viscosidad de la sangre es el consumo de derivados lácteos.

Se producirá adicionalmente un problema conocido como cáncer anoréxico, lo cual se manifiesta en aquellas personas con la etapa terminal de cáncer. En ese estado avanzado del cáncer, se incrementará la inapetencia; y el desgano por la falta de oxigenación, hará que la persona afectada se quede sin energía. Así que el afectado o la afectada por el cáncer, caerán en un estado de sueño más frecuente, y luego, esta carencia de oxígeno pasará a ser la causa principal de la desconexión de la masa del espíritu de la materia electrónica del cuerpo. Tal vez, que la desconexión no fue por motivo del cáncer en sí mismo; sino que, la falta de interés por la comida y la desesperanza por la condición de salud, crearán esa indisposición, apatía o desgano; lo cual, logrará empeorar el semblante de la persona afectada por cáncer.

El segundo antioxidante más importante en la sangre después del urato de sodio es la vitamina C; y por ser soluble en agua, perderemos la vitamina C a través de la orina y la sudoración. Por lo cual, tendremos que obtener la vitamina C a partir del consumo de frutas. Mientras que no necesitaremos consumir las células de otro animal para obtener de ellas el urato de sodio; ya que, este antioxidante lo conseguiremos con abundancia a partir de nuestras células que dejan de funcionar. Es a partir de las bases púricas adenina y guanina de nuestros ADN y los diferentes ARN extintos que vamos a obtener nuestro antioxidante urato de sodio.

Por un cambio aparentemente insignificante en el valor de la acidez entre el fluido renal y la sangre que se mantiene un balance adecuado, tanto de urato de sodio como de ácido úrico, el cual tiene que moverse dentro de un rango de concentración, que lo determina una constante llamada constante de disociación o de equilibrio; es decir:

$$K_{eq} = [\text{urato de sodio}] \times [\text{protones}] / [\text{ácido úrico}]$$

La concentración de urato de sodio es:

$$[\text{urato de sodio}] = K_{eq} [\text{ácido úrico}] / [\text{protones}]$$

La cantidad entre los corchetes se lee como concentración.

Significa, que la constante de disociación del ácido úrico K_{eq} en la sangre tiene que ser muy grande, o que el ácido úrico debe estar casi totalmente disociado en la forma de urato de sodio, para que la concentración de protones se mantenga constante. Es decir, para que la concentración de estas sustancias, se mantengan dentro de un estrecho rango de valores de pH, porque este rango no debe estar, ni por encima de 7,45 ni por debajo de 7,35; es decir que, en realidad este valor de pH tiene que oscilar alrededor de 7,40. Si este valor de la acidez cae por debajo de 7,35, surgen los problemas de la acidosis. Mientras que, si el valor del pH está por encima de 7,45, se generará otro problema llamado alcalosis.

Pero, ambos problemas, acidosis o alcalosis, solamente lo determina el valor de esa constante de equilibrio; la cual, está relacionada con la concentración de protones en la sangre. Ya que, si el valor de la concentración de protones se mueve hacia valores más altos, también se modificará el valor del equilibrio, con la finalidad de mantener la relación dentro de en un nuevo valor; es decir, el rango de las concentraciones de urato de sodio y ácido úrico. En este caso, para que el valor de la relación sea constante, la concentración de ácido úrico se hará más grande.

El problema del cáncer, desde luego que puede revertirse químicamente, a partir del momento en que logremos bajar la concentración de protones y ácido úrico en la sangre. Si de alguna manera lográramos mantener este balance dentro del valor al cual funcionan las células normalmente, desde luego, que no se produciría el cáncer, porque no existe ningún motivo orgánico para que esto ocurra.

Capítulo 2

TAUTOMERISMO

El efecto del tautomerismo, se refiere a un cambio de configuración electrónica que le sucede a una cetona para convertirse en un alcohol. Como se puede ver en la Figura 6, para el caso de la base guanina cetónica, la cual se transforma en guanina enólica. Si le ocurre el tautomerismo a una cetona, se logrará que cambien los acoples entre las bases; por lo cual, se modificará la estructura electrónica del ADN. En el ADN, las bases cetónicas más propensas para que les suceda un tautomerismo son las bases guanina y uracilo.

La base guanina puede cambiar desde su forma normal cetónica a su forma de un tautómero o la forma alcohólica. Mientras que, la base uracilo, luego de haber perdido su hidrógeno beta, puede pasar desde su forma cetónica a su configuración alcohólica. Al perder el hidrógeno beta, la base uracilo perderá el hidrógeno alfa que está sobre el nitrógeno número 3; y cuando pierde este hidrógeno alfa, a la base uracilo enólica le sucederá un proceso de metilación. Para ubicar, cuál es el nitrógeno 3 del uracilo, observe la Figura 5.

En este caso del tautomerismo, la base guanina enólica puede reajustar la forma de su acople por efecto de la acidosis; lo cual, es un proceso de carácter electrónico. Mientras que, en el proceso de metilación, tanto la base uracilo desde su forma enólica, como la base citosina se convertirán en la base timina; y de esta manera, las bases citocina y uracilo desaparecen del núcleo de la célula.

Para formar ADN, los cromosomas seguirán acoplando la base adenina con la base timina; pero, una vez que desaparecen del núcleo de la célula las bases citosina y uracilo, los cromosomas tendrán que acoplar a la base guanina enólica con la base timina. Este ADN estará errado en su configuración electrónica; o digamos que, este ADN no corresponde con el ADN original que configuraba a las células de un ser humano, antes que sus bases sufrieran el proceso de tautomerismo y metilación, como consecuencia del incremento del grado de acidez en el núcleo de las células.

El tautomerismo proviene del consumo de células de origen animal; ya que, las bases púricas adenina y guanina del ADN de las células ingeridas, se convertirán en urato de sodio. Pero, si hay acidosis en la sangre, el urato de sodio se transformará en ácido úrico enólico. Con un valor de acidez normal, la forma del ácido úrico es cetónica. El ácido úrico enólico, es un ácido más fuerte que el ácido úrico cetónico. Por ejemplo, el ácido úrico cetónico no ataca el calcio de los huesos; pero, el ácido úrico enólico desprenderá el calcio de los cartílagos que forman parte de las articulaciones, provocando la artritis deforme y la osteoporosis.

Como mencionamos, para que se pueda mantener un balance entre la concentración de urato de sodio y la del ácido úrico en la sangre, el urato de sodio con exceso o el que proviene de las células consumidas, se tendrá que convertir en ácido úrico enólico, de acuerdo con la siguiente ecuación de equilibrio:

$$[\text{ácido úrico}] \leftrightarrow [\text{urato de sodio}] + [\text{protones}]$$

Esta ecuación nos muestra, que, cuando hay una concentración elevada de urato de sodio en la sangre, para que se pueda mantener el equilibrio químico entre la cantidades de urato de sodio y de protones H^+, la concentración de ácido úrico tiene que aumentar. Mientras que, la concentración alta de protones H^+ de la derecha, llegará un momento en el cual, ya no podrá ser regulada por el sistema amortiguador de la sangre. Es decir, por el sistema regulador carbonato de sodio $\leftrightarrow$ ácido carbónico, cuya capacidad amortiguadora, es la que controla para que el valor de la acidez de la sangre no se salga de su rango normal; el cual está entre un valor de pH 7,35 y 7, 45. Para que la acidez se mantenga dentro de su rango o valor normal de funcionalidad el pH debe ser 7,40. De tal manera que, si sucede un incremento en el valor de la acidez, el equilibrio se moverá hacia un rango mayor de concentración de protones H^+, es decir de ácido úrico enólico.

A este sistema regulador, se le conoce como buffer o tampón; y en este caso, el carbonato de sodio provino del cloruro de sodio consumido junto con la comida, cuando la sal cloruro de sodio se convirtió en el ácido estomacal mediante la enzima secretina. La función del ácido estomacal es activar la enzima pepsina para que esta encima degrade las proteínas que fueron ingeridas con la comida. Las proteínas se deben degradar en el estómago durante la digestión, para que los aminoácidos que las constituyen lleguen de forma libre a las células. En las células, los aminoácidos se unen al ARN de transferencia, para que los ribosomas los inserten uno por uno, de acuerdo con el triplete que trae el ARN mensajero desde el núcleo, para que los ribosomas construyan las diferentes proteínas.

La enzima pepsina está inactiva en forma de pepsinógeno para que la pepsina no ataque las proteínas del estómago. Si no se desactiva la pepsina se puede producir una úlcera gástrica a nivel del duodeno; ya que, en el duodeno la acidez es alta, porque es en el duodeno donde se neutraliza el quimo que se produce durante la digestión. El quimo se neutraliza mediante el fluido biliar.

El grado de acidez en el intestino delgado a partir de la válvula del píloro en el duodeno, tiene que ser alcalino para que no se formen las burbujas del gas bióxido de carbono con el ácido clorhídrico estomacal. Lo cual, puede provocar otras consecuencias, tales como los reflujos que pueden causar los eructos por el gas bióxido de carbono que se forma, y el arrastre de los fluidos biliares hacia el esófago o la gastritis.

El otro propósito de neutralizar el quimo por las sales biliares en el duodeno, es que las enzimas tripsina y quimotripsina, continúen la degradación de los péptidos o restos de proteínas que no se pudieron degradar durante la digestión estomacal; los cuales, se degradan a un grado de acidez más bajo. Generalmente, estos péptidos que no se degradaron en el estómago están formados por aminoácidos aromáticos, que son más difícil de degradar cuando el grado de acidez es alto.

Por el consumo de células de origen animal, el valor del grado de acidez de la sangre se irá saliendo de su rango de funcionalidad; y, de esta forma, el pH sanguíneo disminuye; es decir, que la acidez de la sangre aumenta.

Pero no importa la clase de carne animal que se consuma; llámese vaca, ovejo, pollo o pescado; todos son seres vivos formados por células; y, a parte de lo que hemos dicho, que todos nos formamos por la materia magnética en forma de espíritus; es decir, la energía que le da la vitalidad a la materia electrónica cambiante del cuerpo de cualquier ser vivo. Ambas energía se producen por el movimiento del Universo; de tal manera que, todos los seres vivos somos hermanos tanto desde el punto de vista genético como energético.

Cuando el ácido úrico se acumula en la sangre, comienza a desprender el calcio de los huesos, y se formará urato de calcio; pero, una vez que el urato de calcio pasa por el medio ácido de los riñones hacia la vejiga urinaria, el urato de calcio cristalizará y se formarán los cálculos biliares y renales.

Las proteínas que se consumen junto con el trozo de carne traen con exceso el aminoácido metionina; el cual, al perder su grupo metilo se convierte en homocisteína y provocará la metilación del uracilo enólico y la citocina. Si hay acidosis, el uracilo desde su forma cetónica pasará a su forma enólica; y desde la forma enólica, el uracilo sufrirá al igual que la base citosina, un proceso de metilación. El resultado de este proceso de metilación es que ambas bases citocina y uracilo, se convertirán en la base timina.

El tautomerismo, hace que se alteren las formas de los acoples de las bases en el ADN y en el ARN. Este hecho es comprobable; ya que, es bajo la forma enólica, como se consiguen los cristales de ácido úrico en las articulaciones de las personas artríticas. Para ser más precisos, este ácido úrico en las articulaciones de los artríticos es el que se encuentra en los riñones, y está realmente como ácido 3-metilúrico; es decir, que el ácido úrico en los artríticos está en forma enólica.

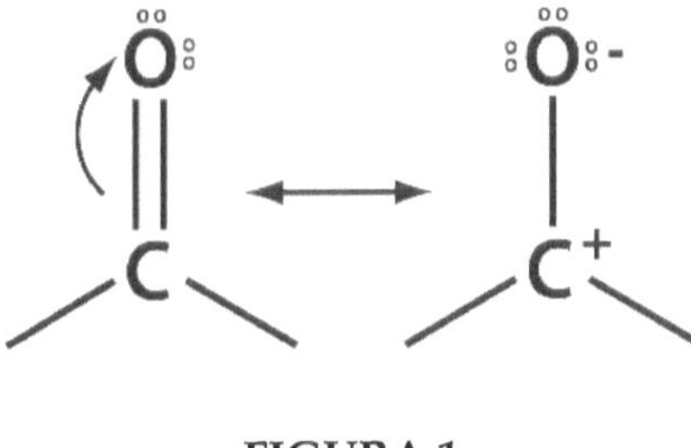

FIGURA 1

**LA ALTA ACIDEZ CONVIERTE EL GRUPO CARBONILO DE
UNA CETONA =C=O DE LA IZQUIERDA EN UN ALCOHOL
≡C–OH A LA DERECHA**

El proceso del tautomerismo es químico; por lo cual, no disponemos de otra forma para explicarlo. Así que, trate de invertir un esfuerzo, para lograr entenderlo en este capítulo. Tal como hemos dicho, el fenómeno del tautomerismo se produce cuando una cetona pasa a ser un alcohol; ya que, en un medio ácido, los alcoholes son más estables que las cetonas.

A pesar de que el doble enlace de la cetona (=C=O) de la izquierda de la Figura 1 es estable, (~178 kcal/mol) este es apenas más fuerte que el enlace sencillo (≡C–OH) del alcohol de la derecha (~2 x 85,5 kcal/mol). Para que esto ocurra, se requieren ciertas condiciones: por ejemplo, que exista un hidrógeno H junto al grupo carbonilo (=C=O) para que se pueda desprender y poder compensar la carga positiva que se genera sobre el átomo de carbono (≡C⁺). Es este, el hidrógeno que se llama hidrógeno alfa, porque es el que está más cerca del grupo carbonilo. Este, es el hidrógeno alfa que puede salir, para que la cetona se convierta en un alcohol; es decir, para que a la cetona le pueda ocurrir un proceso de tautomerismo. El siguiente hidrógeno que queda propenso a salir sería el hidrógeno beta, el cual es el hidrógeno que está sobre el carbono 6 del uracilo en la Figura 5; y así sucesivamente, incrementándose esta facilidad en el orden: hidrógeno alfa mayor que hidrógeno beta.

En aquellas moléculas donde la acidez permita que se den estas condiciones, ambas formas cetónica y enólica, pueden coexistir formando un equilibrio químico dinámico. Es decir que, una de estas formas pasará a la otra, únicamente por un cambio en el grado de acidez.

Podemos decir, que la contribución energética de la forma de la derecha de la Figura 1, puede llegar en algunos casos a ser el 50 % del de la izquierda; lo cual significa, que es posible que ambas formas electrónicas cetónica y enólica puedan co-existir de manera independiente, formándose dos compues-tos distintos; es decir, una cetona en equilibrio con su alcohol.

Cuando se define el concepto de pH, una clasificación im-portante de las reacciones iónicas en las moléculas orgánicas se basa en la naturaleza de la partícula reactiva, la cual se asume de forma conveniente como la especie atacante. Desde ese punto de vista, o según lo que establece la definición de Gilbert Newton Lewis, el ácido de Lewis A de la Figura 2 será aquella especie capaz de aceptar un par de electrones; por lo que, su carga electrónica es positiva. Mientras que una base de Lewis B es la sustancia que cede un par de electrones; ya que, la carga electrónica es negativa.

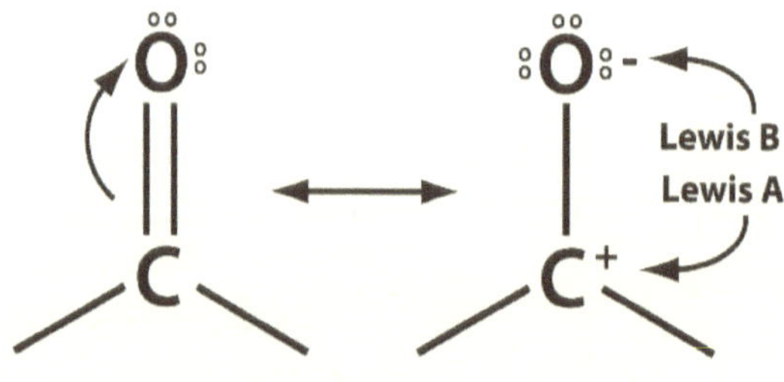

FIGURA 2

COMPORTAMIENTO DEL GRUPO CARBONILO COMO UN ÁCIDO DE LEWIS A, Y COMO UNA BASE DE LEWIS B AL MISMO TIEMPO

Con esta definición establecida, tenemos que: aquellas sustancias orgánicas que son aceptoras de electrones se llaman ácidos de Lewis A, y se identifican como sustancias electrófilas; es decir, que las especies electrófilas son aquellas sustancias que tienen afinidad por las partículas que tienen una carga negativa con exceso. Mientras que, los donantes de electrones son las bases de Lewis B, y se les llama nucleófilos; ya que, son partículas electrónica que tienen afinidad por los núcleos, o que portan la carga negativa.

De esta manera, se generan las reacciones orgánicas; las cuales, se clasifican como electrófilas y/o nucleófilas, dependiendo del tipo de reactivo dador o aceptor de electrones que originen estas reacciones.

Por lo cual, deducimos, que el grupo carbonilo de una cetona a partir de la cual se puedan dar las condiciones para que se forme un equilibrio con su alcohol, se comportará simultáneamente en la misma molécula como un ácido de Lewis A; pero a la vez, como una base o álcali de Lewis B, tal como las formas mostradas en la Figura 2. Por lo cual, se establece un equilibrio dinámico llamado equilibrio ceto-enólico.

Esta es una propiedad inherente o característica del comportamiento del grupo carbonilo de una cetona que tenga un hidrógeno alfa; ya que, los electrones tremolan de una forma a la otra, en aquellos compuestos donde exista dicha posibilidad; o, dependiendo del grado de acidez. Quiere decir, que, estas sustancias se comportarán como ácidos de Lewis A o álcalis de Lewis B, y están sujetas a las condiciones de acidez del medio en el cual estén inmersas. Las sustancias que tienen estas características de comportarse como ácidos y como bases según sea el grado de la acidez, se denominan anfóteras.

Por lo cual, si la sustancia se comporta como una base, capturará un ácido de Lewis A, tal como sucede con las bases guanina cetónica y uracilo, las cuales pueden captar en su grupo carbonilo un protón (H^+) desde el medio ácido si se están comportando como cetonas, o cuando el medio ambiente del núcleo celular se vuelva ácido. En este caso, se trata del fluido interno de las células afectadas por la acidosis; lo cual influirá en las condiciones de acidez del sistema antioxidante dentro de las células. Principalmente el NADH y NAD^+; que, como vimos es el que se encarga de oxidar el hierro II de la hemoglobina a hierro III, y reducir de nuevo el hierro III a hierro II, para que la hemoglobina pueda transportar como hierro II el oxígeno y como hierro III el ácido carbónico. A su vez, para que este rango de acidez no se salga de su funcionalidad normal, se necesita el sistema antioxidante dentro de las células.

Si se dan estas condiciones de alta acidez dentro de las células, el grupo carbonilo de la cetona $=C=O$ se transformará en un grupo alcohólico, $\equiv C-OH$. Así que, si el medio intercelular se vuelve ácido, la cetona o base de Lewis B de la Figura 2, se transformará en un alcohol; es decir, en un ácido de Lewis A. El cual, es más estable y reactivo que la cetona cuando el medio se vuelva más ácido.

Dadas estas circunstancias, esto obligaría a las moléculas donde se presente esta situación, a que se realice un reagrupamiento electrónico en los cromosomas que están en el núcleo, tal como le sucede a una cetona, o que fue obligada a transformarse en un alcohol. Se pueden formar iones enolatos más estables, como los que se muestran a la derecha de la Figura 3.

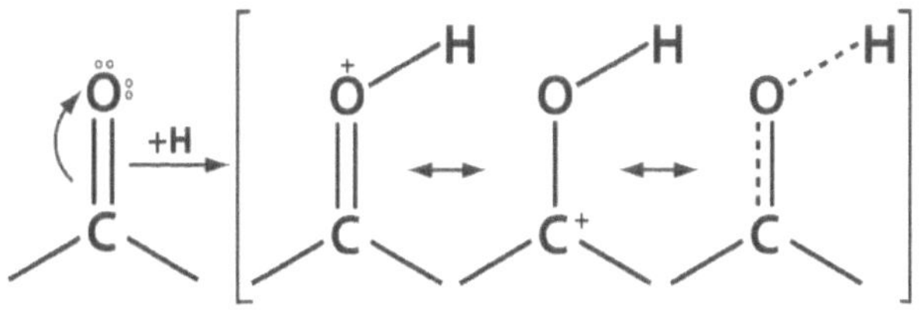

FIGURA 3

FORMACIÓN DE UN IÓN ENOLATO A PARTIR DEL ÁCIDO DE LEWIS A, EN EL GRUPO CARBONILO DE UNA CETONA

Si el proceso se revierte, sobre el ion enolato de la derecha de la Figura 3, la protonación se lleva a cabo sobre el carbono, y se regenerará de nuevo la cetona. Sería lo que hace que se revierta el cáncer. Pero si la protonación ocurre sobre el oxígeno, se formará un enol ($\equiv$C–OH). Por lo cual, como se puede ver en la Figura 4, una cetona C con estas características cambiantes, o que tenga un hidrógeno alfa HA, estará en equilibrio con su enol E, lo cual dependerá de las condiciones de acidez en el núcleo celular.

Sin embargo, podemos observar que, pueden existir estados intermedios como se puede ver en la Figura 3. Entonces, el ácido de Lewis A, será relativamente menos ácido; es decir, que será un ácido más básico.

La acidez se mueve dentro de una escala relativa entre 0 y 14. Cuando la acidez está entre 0 y 7 se considera ácido; y, de 7 a 14 se dice que es básico. Se supone que, en el valor de pH 7,00 el grado de acidez es neutro, aunque ese punto es difícil de lograr; ya que, el pH 7,00 es realmente un estado de transición entre la acidez y la alcalinidad. El pH con un valor igual a 7,00 es metaestable.

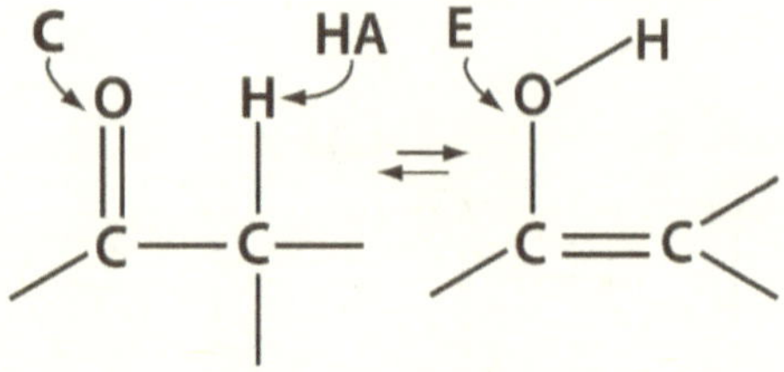

FIGURA 4

EQUILIBRIO CETO-ENÓLICO ENTRE UNA CETONA C CON SU ALCOHOL E EL HIDRÓGEN ALFA HA QUE PUEDE SALIR PARA FORMAR EL ENOL E

Una característica importante, es, que las formas cetónica y enólica son moléculas reales. Es decir, que son sustancias independientes y distintas; por lo cual, no deben confundirse con isómeros de resonancia; los cuales, son solamente formas teóricas intermedias altamente reactivas que no se detienen para formar sustancias estables o con una existencia física real. Mientras que, es posible preparar enolatos en el laboratorio, tal como se muestra en las Figuras 3 y 4. Es por eso por lo que, para poder identificar o describir la relación entre las formas cetónica y enólica, se ha tenido que adoptar otro nombre: se llaman tautómeros; y donde se producen estas interconversiones ceto enólicas o de una forma a la otra, al fenómeno se le conoce como tautomería. Tautómero se deriva de la palabra inglesa taut que significa tensado.

En el equilibrio, los tautómeros se forman; pero, rápidamente se intercambian de una forma a la otra aún en condiciones ordinarias. Esta es la razón por la cual, se hace difícil poder aislarlos para caracterizarlos en el laboratorio.

Es de pensar que, por esa misma razón, será imposible desde el punto de vista práctico poder medir este equilibrio ceto-enólico en la sangre de una persona que padece de cáncer. Al menos, con la finalidad de poder demostrar que esa es la causa que originó el cáncer, o para comprobar la existencia de estos compuestos cetónico y enólico como dos sustancias distintas e independientes. O si se quiere, poder explicar el fenómeno del tautomerismo; el cual, se hace evidente y razonable desde el punto de vista que se deduce mediante el análisis electrónico y teórico de la estructura molecular de cada molécula que esté propensa a participar en un proceso de tautomerismo. El concepto del tautomerismo se lo debemos al químico neerlandés Jacobus Henricus van 't Hoff.

Como es imposible poder medir, por ejemplo, el grado de desplazamiento del equilibrio tautomérico de un ADN in vivo; este equilibrio se ha intentado simular realizando experimentos in vitro mediante la llamada «Teoría Funcional de Densidad Combinada» con el modelo de solución continua de Poisson-Boltzmann. Este, es un método teórico cuántico, el cual nos llevará solamente a una probabilidad teórica mediante un simulacro experimental. Sin embargo, el tautomerismo lo podemos deducir de forma teórica, solamente con agudizar el análisis, y conocer las características químicas de las cinco bases que conforman el ADN y el ARN de las células, tal como las bases que forman el ADN que se muestran en la Figura 5.

En la Figura 5 podemos distinguir las cinco bases que están en el núcleo de las células para que los cromosomas construyan la secuencia del ADN y los ribosomas las proteínas. Las cuatro bases que intervienen para formar el ADN son: adenina A, guanina G, timina T y citosina C. Los grupos de enlace que no se muestran, son las líneas de barras discontinuas (---) que corresponden a las moléculas de azúcar desoxirribosa que forman las cadenas laterales del ADN, o lo que ya identificamos como nucleósidos. En los ARN aparece el uracilo U. La base uracilo no participa en la conformación del ADN; la base uracilo, sólo participa en la conformación del ARN.

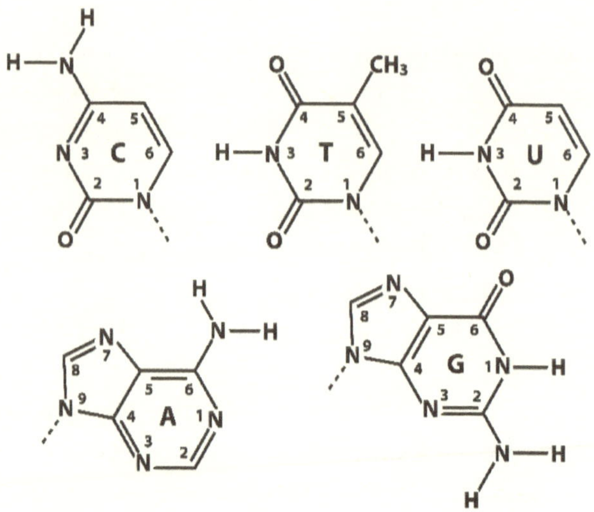

FIGURA 5

**LAS CINCO BASES QUE ESTÁN EN EL NÚCLEO DE UNA
CÉLULA SANA**

Estas bases se forman en el núcleo a partir del folato; y a partir del folato se forma el ácido folínico. El folato se encuentra en las frutas verdes; y una de las formas activas del folato es el ácido fólico, por lo cual, se recomienda su consumo durante el embarazo para evitar los errores genéticos en el feto, tales como las columnas bífidas o abiertas.

Bajo las más estrictas condiciones de acidez o el ambiente químico normal dentro del núcleo de las células, en los cromosomas, la base timina se consigue participando solamente en el ADN; pero la base timina no participa en la formación del ARN.

Significa, que, de alguna manera en el núcleo de las células, las bases que conforman el ADN están propensas a sufrir cambios, los cuales se dan, de acuerdo con las condiciones ácidas o básicas del núcleo. Es lo que determina la forma de estos acoples originales entre los pares de bases en los cromosomas.

Por lo cual, las condiciones ácido-base para que se den los acoples, lo va a determinar el grado de acidez que impere dentro del núcleo de las células; porque, como se nota, esa forma tan específica de aparearse las bases depende de las funciones que deben cumplir cada par de bases en el ADN y en el ARN dentro y fuera del núcleo.

Si observamos la Figura 5, notaremos que, lo único que diferencia a la base timina de la base uracilo, es que la base timina lleva inserto el grupo metilo ($-CH_3$) sobre el carbono 5 del anillo. De alguna manera, o por ser el grupo metilo una especie reactiva dadora de carga negativa, este grupo metilo está cerca del grupo cetónico de la timina; lo cual, no permite que a la base timina le ocurra un tautomerismo, o que la base timina cetónica no se convierta en un enol.

La otra razón es que, en el carbono 5 el grupo metilo sustituyó al hidrógeno alfa, por lo cual, a la timina no le puede suceder el tautomerismo. La base timina solamente tiene un hidrógeno beta en el carbono 6, pero será menos probable que a la base timina le ocurra un tautomerismo. Mientras que, de manera relativa, o desde el punto de vista de las probabilidades, el tautomerismo se dará con mayor intensidad en la base guanina cetónica, porque el oxígeno de la guanina cetónica atraerá el protón del medio ácido, o del nitrógeno que está adyacente al grupo cetónico; es decir, el nitrógeno número 1, como se muestra en la Figura 5.

En cuanto a la base uracilo, podemos observar en la Figura 5, que la base uracilo tiene dos hidrógenos alfa adyacentes al grupo carbonilo del carbono número 4; específicamente en el nitrógeno número 3 y en el carbono número 5. De tal forma, que en el uracilo se puede formar un doble enlace, en el momento que el uracilo se transforme de la forma cetónica a un enol por la salida del hidrógeno del carbono número 5. Ya que, este enlace doble se puede deslocalizar girando en el aro o de forma aromática. Luego, saldrá con más facilidad el hidrógeno alfa que está sobre el nitrógeno número 3, lo cual sucede con mayor probabilidad sobre la base uracilo enólico. Por lo cual, cuando el medio esté ácido, a la base uracilo enólico le ocurrirá una metilación, tal como se puede ver en la Figura 12.

Las bases adenina y guanina, son las que corresponden al grupo de las purinas; es decir que, estas son bases menos básicas. Las bases citosina, timina y uracilo pertenecen al grupo de las pirimidinas; es decir que son bases más básicas.

De acuerdo con lo que hemos visto en este equilibrio ceto-enólico, aquellas bases que contengan en su estructura electrónica grupos cetónicos ($=C=O$), más un hidrógeno alfa que se pueda desprender, estas bases pueden configurarse en la forma de un enol; es decir, un alcohol ($\equiv C-OH$) para que se produzca un doble enlace en el anillo. De tal forma que, esta base se convertirá en una molécula más estable aromáticamente, cuando el medio químico se torne ácido.

Mientras que, la base citosina, a pesar de tener un grupo cetónico sobre el carbono 2, esta base pirimidínica, tiene como una característica electrónica, la de no poseer sobre el nitrógeno adyacente en el carbono número 1 y 3 de su grupo cetónico un hidrógeno alfa. Es decir, que citosina no tiene un hidrógeno alfa que pueda desprenderse para captar uno de los enlaces, para luego cerrar establemente el anillo; lo cual es una condición necesaria para que se forme el enol. El doble enlace en el aro de la base citosina está completo con átomos de hidrógeno; de tal manera que, la bases citosina es inalterable para que le pueda ocurrir un proceso electrónico de tautomerismo.

Concluimos que, lo que le puede suceder a la base citosina es una metilación, en el momento en que el medio ambiente celular se vuelva más ácido; ya que, la alta acidez, hará que el carbono 5 del anillo de citosina se quede expuesto a los nucleófilos o grupos captadores de núcleos, tales como el radical metilo ($\cdot CH_3$), cuando el medio ambiente celular se vuelva más ácido. O cuando dichos grupos metilo, estén con mayor abundancia por el consumo de proteína de origen animal.

Esto hace que se produzca la desmetilación del aminoácido metionina. El aminoácido metionina es el que se consigue con mayor frecuencia en todas las proteínas de origen animal, porque el aminoácido metionina, es el que marca el triplete de iniciación para el ribosoma; es decir, que metionina es el código que le indica al ribosoma 'comience aquí', para que el ribosoma comience el proceso de fabricación de una proteína. De tal manera que, metionina viene en todas las proteínas de origen animal.

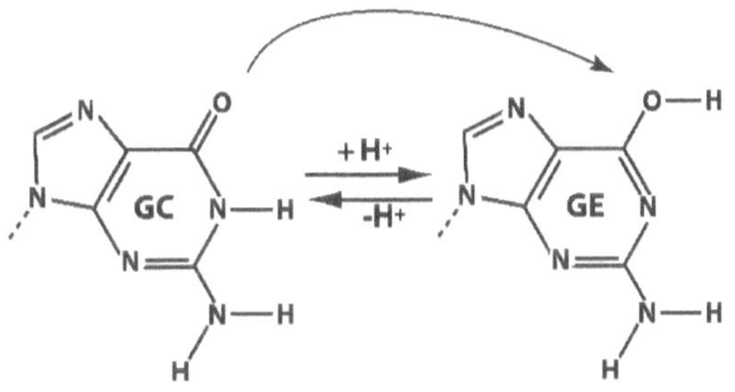

FIGURA 6

TAUTOMERISMO EN LA GUANINA: SI EL MEDIO ESTÁ ÁCIDO GUANINA CETÓNICA GC PASARÁ A CONVERTIRSE EN GUANINA ENÓLICA GE

Del acople correcto o no entre estas dos bases, dependerá la modificación que deben hacer los cromosomas, para cambiar la estructura electrónica del ADN. Ya que, en el ADN normal, las bases se unen electrónicamente mediante los puentes de hidrógeno (es la línea punteada de la Figura 8; H---O=C=, H---N=). Los enlaces o puentes que se forman entre los átomos de hidrógeno se conocen como Fuerzas de Van der Waals.

Como veremos con más detalles en el caso de la metilación, este cambio sucede, porque el consumo de la carne de otro animal traen las células, proteínas y el colesterol que le es propio a cada estirpe animal; por lo cual, se producen los infartos. La proteína de la carne animal por traer de forma abundante el aminoácido metionina, hará que suceda la metilación y se inducirá al cáncer.

El aminoácido metionina, al perder su grupo metilo, se convertirá en homocisteína; el cual, además de dejarnos el grupo metilo de forma abundante, hará que las bases citosina y uracilo se conviertan ambas en timina. El aminoácido homocisteína, es también un agente antioxidante; por lo cual, homocisteína pasará a usurpar el papel antioxidante de los demás antioxidantes naturales que están dentro de las células, tales como: la enzima superóxido dismutasa, fosfatasa alcalina, hexoquinasa y el NAD^+ oxidado y el $NADH$ reducido, los cuales como vimos, cumplen con la función de modificar el estado de oxidación del hierro de la hemoglobina. Para que la hemoglobina transporte alternativamente, unas veces oxígeno y otras el bióxido de carbono en forma de ácido carbónico.

No necesitamos consumir proteínas para vivir, sino los aminoácidos que estas cadenas contienen, los cuales podremos encontrar de una manera más abundante y variada en los vegetales. Como dijimos, la enzima pepsina en el estómago, se encargará de desbaratar estas proteínas para obtener los aminoácidos. Por ejemplo, en el arroz y las leguminosas las proteínas son de cadena más corta, por lo cual, son más fáciles de digerir que la proteína de la carne de un animal. Sólo que, estas proteínas de las leguminosa y el arroz no son completas;

es decir, que estas proteínas no contienen todos los aminoácidos esenciales. La proteínas de la carne; por ejemplo, de la carne de vaca es completa, porque la vaca procuró toda la ración de sus aminoácidos esenciales y no esenciales, solamente comiendo diversas clases de vegetales. Pero, al consumir arroz con leguminosas, de esta combinación obtendremos una gran parte de los 8 aminoácidos esenciales.

De hecho, los animales vegetarianos; como, por ejemplo, los hipopótamos, los gorilas, las vacas, las jirafas y los elefantes solamente consumen vegetales para obtener su ración diaria de aminoácidos. Los humanos, no necesitan matar a otros seres para comérselos, porque la comida está con mayor abundancia en los vegetales; pero, no tendremos que salir corriendo detrás de un animal para matarlo. La domesticación de animales, en la mal llamada agricultura animal, es un engaño hacia nuestros hermanos, quienes son los que pagan con su desdicha por este desconocimiento alimenticio de los seres humanos.

Capítulo 3

ACOPLE ENTRE LAS BASES

En el ADN normal, la base guanina cetónica, puede formar enlaces de hidrógeno, con el hidrógeno que está unido al átomo de nitrógeno 1; y con el hidrógeno del nitrógeno del grupo amino, que está unido al carbono número 2. Tal como se puede ver en la Figura 5. Mientras que, el grupo cetónico de la base guanina que está sobre el carbono número 6, puede aceptar un enlace de hidrógeno. De las tres bases pirimidínicas como son: timina, uracilo y citosina que están en el núcleo y que puedan cumplir con esta condición de acoplarse con la base guanina cetónica, es la base citosina.

No existe otra base pirimidínica que tenga las mismas características electrónicas sino la base citosina. Además, esta unión la logran hacer ambas bases de forma conjugada. Tal como podemos observar en la Figura 7, donde se muestra como la base guanina cetónica contribuye con el enlace de hidrógeno a través del grupo amino que está unido al carbono número 2. Adicionalmente, se unen mediante el átomo de hidrógeno que está unido a su nitrógeno número 1. Mientras que, la base citosina aporta para que se forme el enlace de hidrógeno, igualmente desde su grupo amino que está unido al carbono número 4.

Esta fuerza de unión triple es recíproca; por tanto, esta es la forma de acople más estable que forma el ADN. Mientras que, esta condición química con la base guanina cetónica, no la puede cumplir la base uracilo. Por lo cual, la base uracilo no se podrá unir con la base guanina cetónica ni con la base adenina para formar ADN. Concluimos, que, de manera natural o normal, en el ADN, la base guanina cetónica, solamente puede formar acoples o puentes de hidrógeno con la base citosina; ya que, no existe otra base que pueda formar esta unión.

La base adenina presenta solamente dos posibilidades; ya que, tiene un único hidrógeno en su grupo amino unido a su carbono número 6. De tal manera que, para que la base adenina pueda unirse mediante un puente de hidrógeno con un oxígeno, este acople solamente se puede lograr, si adenina acepta un enlace de hidrógeno en su nitrógeno número 1, con la finalidad de poder formar dos puentes de hidrógeno. Esta es una condición química que solamente es posible entre la base adenina con la base timina. En tal caso, y como podemos ver en la Figura 5, la base adenina se pudiera acoplar con la base uracilo cetónico; pero, esto es solamente de una manera relativa, porque la base timina es más básica que la base uracilo. Ya que la base timina, como se dijo, lleva sobre el carbono número 5 de su anillo el grupo metilo que sustituyó al hidrógeno alfa. De tal forma que, ese metilo le da a la base timina una mayor estabilidad energética.

Desde el punto de vista electrónico, la base uracilo tampoco se podrá acoplar con la base adenina. Pero, no existe otra base en el núcleo de la célula que se desempeñe con las mismas características electrónicas o similares que la base timina, u otra base que pueda cumplir con esta condición para sustituirla.

Así que, la base uracilo no encaja con la base adenina ni con la base guanina cetónica para formar enlaces de hidrógeno; siempre y cuando, la condición de acidez dentro del núcleo sea normal, para que el ADN se replique de esa forma específica bajo las condiciones de acidez estándar en el ADN. Porque si esto no sucediera de esa manera, se quedarían enfrentados en una fila de la cadena lateral del ADN los dos grupos cetónicos de la base timina; y estos grupos cetónicos, se repelerían o se rechazan entre sí, rompiendo la secuencia por ese lado de la hélice en la cadena del ADN.

En el ADN normal o ADN-N que se muestra el la figura 10, vemos que se forma otro enlace de hidrógeno entre las bases timina y citocina. Este enlace hace que la cadena del ADN se tuerza como una espiral. El enlace timina con citocina se pierde en el caso de suceder el cáncer.

De tal manera que, ni la base uracilo ni la base timina, se pueden acoplar con la base guanina cetónica para formar una estructura en forma de cadena en el ADN normal. Mientras que, esta estructura química para el acople, solamente la puede cumplir la base citosina con la base guanina cetónica.

El cáncer es un fenómeno químico; por lo cual, necesitamos saber cómo son estos acoples para conocer de qué manera se puede generar el cáncer de forma química; ya que, el ADN que le confiere la estructura a cada célula está hecho por materia electrónica, la cual hará los ajustes necesarios entre los acoples electrónicos. Las células compuestas se formaron por la mutación de los virus; por tanto, las células no están conscientes de su existencia o de su desempeño en los seres vivos, a pesar de ser seres funcionales solamente desde el punto de vista químico.

Además, la forma de estos acoples entre las bases es la materia electrónica que se formó a partir de la energía electrónica. Así que esta, y todas las formas de materia, es de esperar que cambie constantemente, porque la misma puede formar una infinidad de clases y de combinaciones entre las infinitas gamas de energía y las diferentes clases de materia de origen electrónico.

Mientras que, el espíritu, solamente está formado por masa magnética, y puede estar consciente o no estar consiente, del mecanismo de los acoples de las bases en el ADN de las células que forman su cuerpo físico, el cual está formado por materia electrónica. Únicamente, el conocimiento del espíritu es el que estará consciente de la forma como se producen estos acoples, y el conocimiento se gana con el aprendizaje.

Las células de un cuerpo vivo no tienen memoria; ya que, estas células vienen de un diploide. El diploide viene de la integración de dos haploides: un haploide viene de las gónadas del macho y el otro haploide viene del óvulo de la hembra. La memoria, la trae el espíritu de forma magnética, el cual se incorpora al bebé en el vientre materno, a los 5 meses a partir de la gestación cuando el diploide se haya convertido en un bebé con su sexo definido.

El espíritu y el cuerpo son dos clases de energías diferentes. El cuerpo físico contiene materia solamente electrónica; mientras que, el espíritu que habita en el cuerpo físico está formado por masa magnética sin materia electrónica.

El mundo físico, es solamente una estación para la atracción de forma espacial entre el género femenino y el género masculino. En la estirpe humana, estas dos energías magnética y electrónica forman las energías de una mujer y un hombre. La mujer viene de la integración de los fermiones negativos, y el hombre por la integración de los fermiones positivos. Pero, esta atracción física, es igual para todos los géneros de los organismos vivos.

Lo que se define como muerte en la Tierra, no puede existir de ninguna forma, porque es imposible que muera la materia electrónica del cuerpo físico, y es nula la probabilidad de que muera la masa magnética del espíritu. Solamente, lo que hay es una separación de ambas clases de energía. La masa magnética se separa de la materia electrónica del cuerpo, cuando el cuerpo electrónico culmine sus cambios físicos en su estado evolutivo. En la Tierra se llama vejez. Es solamente un momento; ya que, el tiempo no existe en el mundo espiritual. En ese momento de la desconexión, la materia electrónica del cuerpo se quedará sin la masa magnética que le daba vida, y la materia electrónica evolutiva del cuerpo quedará libre en la Tierra; por lo cual, seguirá cambiando con el transcurrir del momento. Mientras que la masa magnética del espíritu será eternamente masa magnética en el eterno momento. Lo que gana con el nacimiento la masa magnética del espíritu, es el conocimiento durante el momento que estuvo formando parte de un cuerpo físico.

Este fenómeno del acople entre las bases en el ADN es el resultado de la combinación de estas dos clases de energías, por una condición que ahora decimos que es de carácter químico. Lo cual, es vital para que se manifieste la vida física mediante el acople correcto de las bases en el ADN. Ya que, la materia electrónica forma una secuencia de acoples, que le dan las características físicas a cada individuo mediante un código genético.

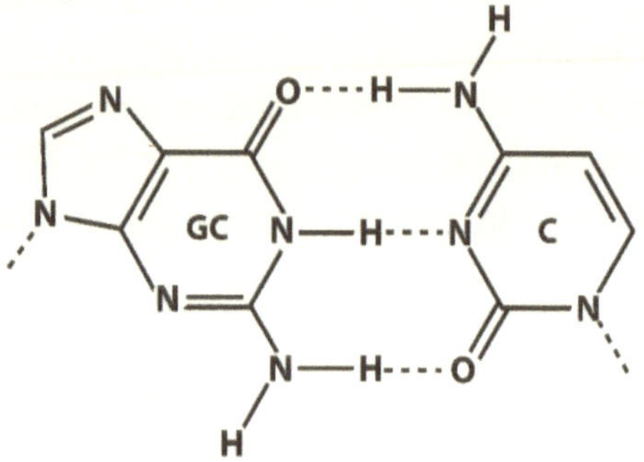

FIGURA 7

PUENTES DE HIDRÓGENO DE GUANINA CETÓNICA GC ACOPLADA CON LA BASE CITOSINA C EN EL ADN NORMAL

Para que esta integración de las dos clases de energía tenga esa funcionalidad o forma de vida, las bases púricas se pueden acoplar con las bases pirimidínicas de una manera específica, o que solamente es de esa forma: la base guanina cetónica acoplada con la base citosina, y la base adenina se unirá únicamente con la base timina. Como la base uracilo no cumple con estas condiciones, la base uracilo no puede participar o formar parte del ADN, tal como se muestra en la Figura 8.

Las cuatro bases se acoplarán en el ADN mediante los puentes de hidrógeno, formando pares o grupos de a dos, los cuales quedarán apareados de la forma que ya mencionamos:

el par formado por las bases adenina=timina, y el par formado por las bases guanina cetónica≡citosina unidas por dos y tres enlaces de hidrógeno respectivamente. Pero, en el ADN normal, se forma otro puente de hidrógeno entre los dos pares de bases pirimidínicas; es decir, el puente de hidrógeno timina-citosina.

En este caso, estos pares de bases hacen que las dos cadenas de nucleótidos que conforman el ADN se queden empalmadas mediante dichos puentes de hidrógeno representados por las líneas punteadas entre las bases formado por tres pares de bases: adenina-timina, timina-citocina y guanina cetónica-citosina.

De tal forma, que la unión en este tramo de ADN, como podemos ver, es en realidad más compleja que la simple unión entre las bases adenina=timina (A=T), timina-citocina (T-C) y guanina≡citosina (G≡C). Lo cual, hace que el ADN se apiñe y que a la vez se tuerza como la más fascinante de las moléculas que se conozcan en la química que forma la vida.

En los extremos laterales de la molécula de ADN, se han formado enlaces entre los nucleótidos mediante ligamentos con las moléculas del azúcar desoxirribosa y ácido fosfórico. Estos enlaces, logran un efecto de torsión del ADN de izquierda a derecha. Para que la forma de giro de esta espiral sea de izquierda a derecha, todas las moléculas de desoxirribosa tienen que ser de mano derecha; pero, colocadas en un orden secuencial. Por lo cual, no puede intervenir un azúcar de mano zurda con un azúcar de mano derecha; porque sería un enredijo descomunal; o no existiría la vida.

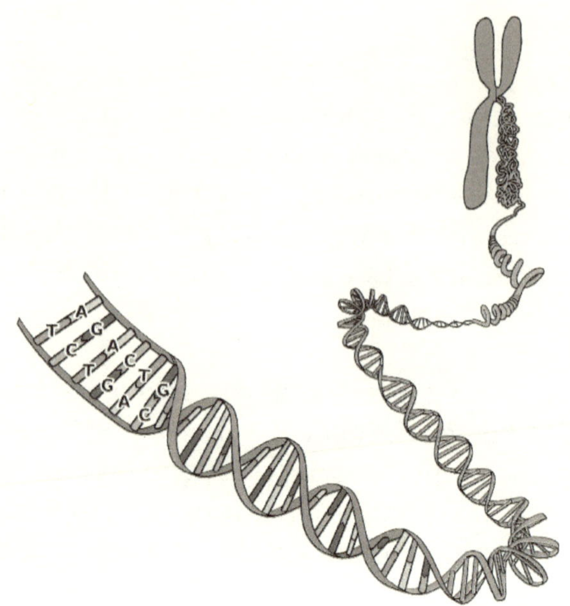

FIGURA 8

UNA MOLÉCULA DE ADN SINTETIZADA POR LOS CROMOSOMAS. ES LA MOLECULA MÁS EXTRAORDINARIA DE LA QUÍMICA; PORQUE ES LA MOLÉCULA ELECTRÓNICA QUE LE DA LA ENERGÍA DE LA VIDA A TODOS LOS SERES QUE EXISTEN EN LA TIERRA

Igual sucede con la formación de las proteínas: todos los aminoácidos que intervienen para formar las proteínas son zurdos, pero no existe una secuencia de aminoácidos zurdos y aminoácidos derechos. Los aminoácidos derechos no participan en la conformación de las proteínas; ya que, una secuencia de aminoácidos zurdos y derechos no permitiría que las proteínas se enrollen de forma tridimensional. Si fueran un aminoácido zurdo seguido por un aminoácido derecho, las proteínas fueran rectas y no existirían los cuerpos físicos. Las proteínas tienen que ser tridimensionales, porque entre otras funciones, estas moléculas son las que forman el relleno del esqueleto del cuerpo físico.

Esta forma de acople entre moléculas zurdas o moléculas derechas se debe a la quiralidad; así como la quiralidad de los aminoácidos logran formar proteínas, donde todos los aminoácidos que intervienen en las proteínas son de mano zurda; y cuando se trata de introducir un aminoácido de mano derecha, este no logrará encajar porque se modificaría la secuencia de aminoácidos en la cadena proteica.

Las uniones de esos peldaños se deben tanto a la quiralidad, como a la fuerza de los puentes de hidrógeno entre los pares de las bases púricas adenina y guanina con las bases pirimidínicas timina y citosina. Mientras que, las líneas laterales continuas que unen estos pares se forman por el acople de estos dos pares de bases. Por lo cual, dijimos, que la acidez o la basicidad son términos relativos; ya que, para unir a los átomos, intervienen otras fuerzas de enlace de carácter electrónico, tales como los puentes de hidrógeno.

Como indicamos, el fenómeno del tautomerismo solamente le puede suceder a las bases guanina cetónica; y, al uracilo cuando el uracilo se haya convertido en enólico. Esto sucede, en el momento en que el ambiente químico del núcleo celular se vuelva más ácido. Cuando esto ocurre, el grupo cetónico sobre el carbono número 6 de la base guanina, o el número 4 del uracilo, convertirán en enólicas a las bases guanina cetónica y uracilo. Es decir que, guanina y uracilo en forma alcohólica, se convirtieron en una forma de bases que, en vez de dar, ahora aceptan cargas electrónicas para poder formar el enlace con el hidrógeno. Podemos decir, que cuando las bases guanina y uracilo eran cetónicas, eso las convertía en bases nucleófilas, o bases de Lewis. Pero, de una forma lógica, cuando la acidez es alta en el núcleo de la célula, las bases guanina cetónica y uracilo se convierten en bases enólicas; es decir, que ahora son electrófilas, o ácidos de Lewis.

Mientras que los hidrógenos alfa, es decir el número 1 de la guanina cetónica y el número 5 y 3 del uracilo, por ser enlaces débiles, estos hidrógenos pueden quedar proclives a salir fácilmente, cuando ocurra un cambio de acidez hacia un valor más alto. Así que, el hidrógeno del grupo amino que está sobre el carbono número 2 del anillo de la base guanina enólica, seguirá siendo un aceptor de cargas electrónicas. Cuando la base uracilo se convierte en enólica, esta pierde el hidrógeno que está sobre el nitrógeno 3; y así, ya no se podrá formar un puente de hidrógeno en ese sitio.

Este grupo amino en la guanina enólica, continuará formando el puente de hidrógeno, tal como podemos ver en la Figura 9 para el caso de la guanina enólica. De tal manera que, el nitrógeno número 1 de la base guanina enólica, se quedó sin hidrógeno; por cuya razón, la base guanina enólica no podrá formar de manera específica en ese sitio un puente de hidrógeno; es decir que, en la base guanina con su forma enólica, ya no existe el hidrógeno alfa que se pueda desprender para formar un doble enlace.

Sin embargo, la base guanina con su forma enólica, podrá formar un puente de hidrógeno con el átomo de nitrógeno que se quedó sin el hidrógeno alfa. Pero, la única base que puede aportar ese hidrógeno para formar dicho enlace de hidrógeno es la base timina; es decir, la base número 2 de la Figura 5. Ya que, por efecto del tautomerismo, la base uracilo se hizo similar a la base citosina, o no tienen un hidrógeno sobre su nitrógeno número 3, como se puede ver en la Figura 5.

Por lo cual, este nuevo y circunstancial requisito, no lo podrán cumplir las bases citosina; y tampoco el uracilo, sino la base timina con su forma cetónica, en el momento que la base guanina cetónica y la base uracilo, se conviertan en bases con una configuración electrónica enólica. Así que, para formar un acople con la base guanina en su forma enólica, la única base que queda en el núcleo de las células para que los cromosomas formen el enlace de hidrógeno como en la Figura 8, es la base timina.

Si observamos de nuevo la Figura 5, tal vez que este requisito lo pueda cumplir mejor la base timina con la base guanina enólica, porque en este caso de una acidez mayor, el grupo cetónico sobre el carbono número 4 de la base timina, tiene que estar más estabilizado. Porque, la base timina tiene el grupo metilo sobre el carbono número 5 de su anillo y no un hidrógeno alfa; por lo cual, la base timina es resistente a un tautomerismo; pero, esta estabilidad, es gracias al aporte del grupo metilo sobre el carbono número 5 de la base timina en la Figura 5.

La acidosis y la metilación logran que la base uracilo y la base citocina se pierdan del núcleo celular. Porque estas dos bases se convertirán en timina cuando en las bases citosina y uracilo enólico se produzca un tautomerismo. De una forma definitiva, la base timina en el ADN, es la que puede suplir esta carencia de citosina y uracilo, porque es la única base que puede acoplarse con la base guanina enólica, tal como se puede ver en la Figura 10.

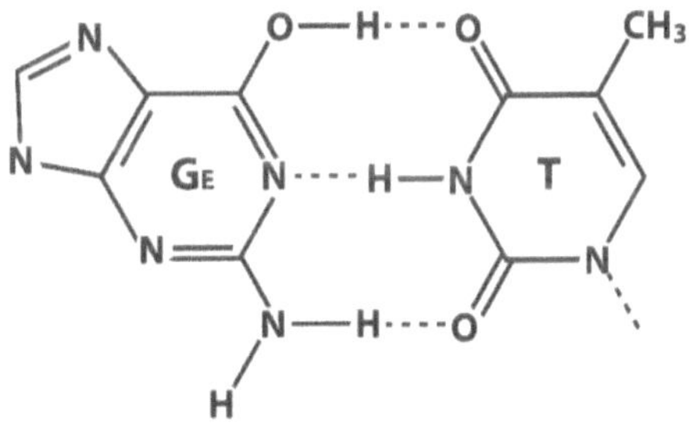

FIGURA 9

EN EL ADN, LA GUANINA EN FORMA ENÓLICA G_E SOLAMENTE SE PUEDE ACOPLAR CON LA BASE TIMINA

Analizando lo que nos muestran las Figuras 3 y 6 respecto al tautomerismo en las bases uracilo y guanina, observemos en la Figura 10, para ver lo que sucede, cuando en el ADN de la célula que adquiere una mayor acidez, la base guanina desde su forma cetónica es transformada a la configuración espacial enólica; la cual, es una condición electrónica relativamente más estable bajo esas condiciones de acidosis.

Sin embargo, ahora se han dado las condiciones, para que en lugar de ser con la base citosina, el acople de la base guanina con su forma enólica se produzca con la base timina. Tal como se muestra en la Figura 9.

Este incremento de la acidez, tal como hemos dicho, se originó por la condición ácida del citoplasma y luego en el núcleo; el cual, a su vez fue causado por el ácido úrico con exceso, el ácido carbónico y el ácido láctico, como producto de la hemólisis y la glucólisis en las mitocondrias de las células musculares. Desde el momento que el proceso de la respiración se vio afectado, y disminuyó el suministro de oxígeno por la vía normal de la respiración. Lo que, a su vez, fue lo que afectó el sistema oxidación/antioxidación, y así sucesivamente. De allí en adelante, se logrará perturbar el complejo enzimático que antes de la acidosis era controlado por la propia célula.

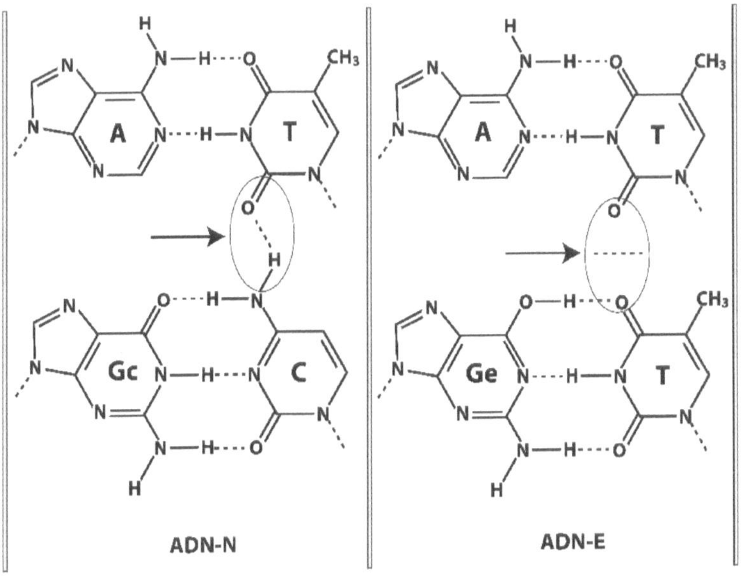

FIGURA 10

ADN-N: ADN NORMAL GUANINA CETÓNICA Gc ACOPLADA CON CITOSINA. ADN-E: GUANINA ENÓLICA Ge ACOPLADA CON LA BASE TIMINA. ASÍ SE ORIGINA LA MUTACIÓN EN EL ADN QUE DA ORIGEN AL CÁNCER

Esta condición adversa, comenzó, tal como hemos demostrado, por el desbalance de las concentraciones entre el ácido úrico y el urato de sodio: [ácido úrico] $\leftrightarrow$ [urato de sodio] [protones H^+], desde el momento que comenzamos a ingerir las células inactivas de la carne animal. Ya que, como vimos, necesitamos que la concentración de nuestro antioxidante urato de sodio esté por lo menos 40 veces por encima de la concentración de ácido úrico.

De tal manera que, las células portadoras de este ADN errado AND-E de la Figura 10, pierde su estructura o configuración electrónica, así como, su propiedad química original; y pueden sobrevenir problemas relacionados con esa secuencia distorsionada en los genes.

La reproducción de estas células mutantes inducen, por ejemplo, a un ligero tumor; el cual, al progresar en tamaño, se hará visible como un cáncer, en la misma medida que transcurra la réplica de estas células que permanecen activas genéticamente. Sin embargo, a pesar de estar activas, estas células se replican más rápido que las células sanas. Son cambiantes, porque esa es la naturaleza de la materia electrónica que forma el ADN para buscar su reajuste electrónico, según sean las condiciones de acidez para los cromosomas dentro del núcleo celular, como se muestra en la Figura 10.

De tal manera que, al provocar la acidosis, también hemos logrado cambiar la estructura molecular cetónica o normal de la guanina cetónica y el uracilo. Por tanto, se modificarán igualmente las condiciones necesarias para que se formen de forma natural los puentes de hidrógeno (H---O=C=, H---N=). Porque en todo caso, la estructura tautomérica o enólica de la guanina, solamente se puede acoplar con la estructura cetónica o normal de la base timina, introduciendo de esta forma, un error de acople en el ADN que está mutado.

El triple enlace que tiene que formar la base guanina con la base citosina, debe poseer esa característica particular, como es, la de contribuir con su quinto enlace de hidrógeno entre los pares de bases timina y citosina; el cual como se dijo, le confiere una estabilidad energética mayor y tridimensionalidad al ADN, lo cual, fortalece o estabiliza la estructura del ADN original. Por lo cual, esta influencia como triple enlace tiene que ser importante. Como un quinto puente formado por timina-citosina, tiene igualmente que darle al ADN una estabilidad mayor, tal como se puede ver a la izquierda de la Figura 10. Es decir, el puente de hidrógeno número 3. Estos puentes de hidrógeno producen un apiñamiento, que le imponen una gran estabilidad energética al ADN normal.

Mientras que, este puente de hidrógeno entre las base timina y citocina, desaparece cuando la base guanina en forma enólica se acopla con la base timina. Es decir que, ya no está el puente de hidrógeno entre los pares de bases, tal como se muestra en la línea discontinua de la Figura 10. Por lo cual, esa fuerza del enlace triple es menor en el ADN errado, y en cierta forma, ese ADN equivocado se hace más débil energéticamente. Se necesitará menos energía para sintetizar el ADN errado, y se replicará más rápido ese ADN mutado respecto al ADN normal, tal como sucede en el caso del cáncer.

Es una mutación de tipo transición, porque se produjo por la sustitución entre bases de la misma clase; es decir, pirimidina por pirimidina, (la base citosina por la base timina) lo cual es más probable; ya que, esta forma de acople no introduce un cambio sustancial en la estructura química normal, o la del ADN original, tal como se puede ver en la Figura 9.

Sin embargo, los cromosomas de una célula que estén involucrados en este tautomerismo, y si el tautomerismo llegase a ser perentorio, dicha célula podrá continuar con su faena reproductiva; pero, enrumbada por una lógica de carácter químico de sus cromosomas, como se puede ver en la Figura 8.

La síntesis del ADN será de una manera errada respecto a las demás células, o por lo menos en cuanto a la rapidez de su réplica y funcionalidad. Esta célula no será apta para configurar la materia electrónica del cuerpo de un ser humano que nació con un conglomerado de células normales. Pero, se logró introducir un cambio en la estructura de sus genes por su forma de alimentación. Por lo cual, estas células mutantes por pertenecer a un mismo cuerpo entrarán en conflicto con las demás células sanas.

Es importante saber, como hemos comentado, que esas diferencias son relativas entre sí, porque en los enlaces electrónicos no necesariamente tiene que haber un contraste marcado para que se den los ajustes necesarios y propicios de los acoples entre las bases. En un sentido relativo, puede decirse que, si llegase a haber una abundancia de grupos metilo dentro del núcleo de las células, ya no estará la base citosina disponible; porque en el proceso de metilación como veremos, toda la base citosina se convertirá en la base timina, la cual es la compañera de la base adenina.

De tal manera que, ese núcleo celular cuando está involucrado en un proceso de tautomerismo y metilación, se transformará energéticamente en una configuración química relativamente estable y funcional, bajo esas condiciones de acidez más alta en el núcleo de la célula; para que, los cromosomas de la Figura 8 repliquen el ADN de esa forma equivocada. Pero su ritmo de replicación, aunque es lógico desde el punto de vista químico, estará alterado desde una perspectiva biológica, y eso es lo que se muestra en lo que llamamos una mutación. Ya no se trata de la misma molécula del ADN original que se desarrollaba en el mismo cuerpo hecho por materia electrónica y masa magnética.

No es una condición que puede ser heredada mediante una modificación genética en todas las células, porque ese cambio en los genes ya formados sería complicado que suceda en el mismo cuerpo. Una persona en la etapa terminal de cáncer, no puede engendrar a un ser mutado, o que arrastre consigo la mutación; o una mujer embarazada que haya adquirido su embarazo durante la formación de células mutantes, le puede transmitir al feto un ADN distorsionado; por lo cual, el niño puede padecer de cáncer heredado de la mamá. Si este fuera el caso, concluiríamos que el cáncer no se pudiera revertir en los niños que nacieron con las células mutadas, pero sabemos que sí se puede revertir la mutación en una persona que nació sin cáncer.

Es un error en el acople provocado por la acidosis que altera la unión entre las bases que conforman el ADN, lo cual es posible restituir químicamente; ya que, las células sanas se están desarrollando mediante un patrón de diseño; el cual, está determinado por los caracteres de los genes.

Es diferente, si naciéramos con un ADN que posee uno o varios genes alterados, o los cuales ya traen modificada o implícita toda la estructura de su ADN; porque esa modificación, solamente la tiene que aportar el haploide masculino con la mitad de sus cromosomas, y la otra mitad de cromosomas que provengan del haploide femenino representado por el óvulo. Para que esto suceda, es necesario que uno de los dos pares de cromosomas ya venga modificado. Es decir, que, si el cáncer fuera heredado, el error genético pudiera provenir del padre o de la madre.

También se puede cambiar la configuración del poli anión de los grupos fosfáticos; y el complejo formado por las enzimas reductoras, cuyos principales representantes son: el glutatiónSH, hexoquinasa, catalasa, superóxido dismutasa, la vitamina C activa, etc., y que eran las que le daban el resguardo al ADN contra los cambios de acidez relativos dentro de la célula. Es decir que, se dan las circunstancias químicas y energéticas acordes, para que se formen los enlaces entre los pares de bases guanina enólica≡timina en lugar de ser guanina cetónica≡citosina, y así se origina el cáncer o mutación en la células.

La forma de los acoples debió suceder por alguna razón muy concreta. Como pudiera ser, el incremento de la rapidez que requiere cada organismo distinto para leer sus códigos, con el fin de sintetizar; por ejemplo, a una mayor rapidez una determinada proteína por parte de sus ribosomas. O una mayor frecuencia de réplica de sus ADN en sus cromosomas. Así que, cada organismo dispondrá del momento de vida; lo cual, va a depender de la rapidez con la cual se repliquen sus células. Esto influirá, porque es lo que determina la culminación del envejecimiento de cada raza de seres vivos.

Pudiéramos pensar, que los primeros humanos no consumían carne. El uracilo estaba presente solamente en los ARN, con el propósito de apresurar la síntesis de las proteínas en los ribosomas. Pero no estaba en el ADN, porque de haber sido así, la réplica del ADN en los cromosomas de la Figura 8 hubieses sucedido de una manera más apresurada. Igualmente, si la base timina estuviese en el ARN, la síntesis de las proteínas hubiese ocurrido con una rapidez demasiado lenta. Es decir, que no existiría la vida.

En abril de 1997 apareció un artículo en el Proceedings of the National Academy of Sciences of United States of America PNAS (PNAS April 1, 1997, vol. 94no. 73290-3295) de los investigadores Benjamin C. Blount y otros, titulado: «La deficiencia de folato causa la incorporación incorrecta de uracilo en el ADN humano y la rotura de los cromosomas, con implicaciones para el cáncer y el daño neural». Es lo que llamamos columnas abiertas en el caso del ácido fólico. La columna vertebral también se conoce como espina vertebral, porque las vértebras cervicales generalmente tienen un bífido en forma de «Y». Tal vez, que lo más importante de este artículo, en este caso específico, es que, con ello, estos investigadores lograron demostrar experimentalmente, que la base uracilo, la cual debería estar únicamente en los distintos ARN, se introdujo por error en el ADN. Pero estas bases timina y uracilo enólico son prácticamente idénticas, así que no sabremos si lo que en realidad produce la ruptura del ADN es en una persona con cáncer, o es la base timina cuando se acopla en el ADN con la base guanina en forma enólica.

Capítulo 4

METILACIÓN

La metilación es necesaria para introducir el grupo metilo ($\cdot CH_3$) en las moléculas. Principalmente, en los aminoácidos que llevan este metilo, tales como los aminoácidos aromáticos; los cuales, no pueden ser producidos por los animales, por lo cual, estos aminoácidos son llamados aminoácidos esenciales. Un ejemplo, de un aminoácido que lleva un grupo metilo, es la metionina. Los aminoácidos esenciales solamente los fabrican las plantas.

El consumo de proteína desde una fuente animal nos creará con exceso el aminoácido metionina; en este caso, el grupo metilo del aminoácido metionina se puede desprender; y, quedará libre el radical metilo. Este radical es un nucleófilo, y posee una gran reactividad, cuya carga negativa debería ser consumida en la parte interna de las células por el sistema antioxidante, y por el urato de sodio y la vitamina C, en la parte externa de las células.

Sin embargo, si el núcleo celular o la sangre se vuelven ácidos, el radical metilo desprendido de la metionina no podrá ser neutralizado. En este caso, en la parte interna de las células, el radical metilo reaccionará con las bases citosina y con el uracilo en su forma enólica; y convertirá ambas bases en la base timina, tal como podemos ver en las Figuras 11 y 12 respectivamente.

Para el caso de la base citosina en la Figura 11; cuando captura el metilo esta base citosina, la misma se transformará en la base timina. Igualmente, le sucede a la base uracilo, cuando uracilo esté en forma enólica como resultado de la alta acidez; tal como se puede ver en la Figura 12. Es decir que, la base uracilo de forma enólica, será afectada por un proceso de metilación, cuando el medio ácido convierta a la base uracilo desde su forma cetónica a su forma enólica.

Al final, o luego de este proceso de metilación, el núcleo de esa célula se quedará sin las bases citosina y uracilo, porque ambas bases serán convertidas en timina. De tal manera que, para poder replicar el ADN, los cromosomas utilizarán como sustituto de la base citosina la base timina; la cual, estará ahora con abundancia en el núcleo de dicha célula.

De tal forma que, si no existiera la acidosis en las células, no ocurriría el tautomerismo en las bases guanina y uracilo. Si no sucediera el tautomerismo, no se produciría la metilación de las bases citosina y uracilo.

Es el estilo de vida carnívoro al cual pretendemos adaptarnos, con el cual, solamente lograremos que nuestras células se conviertan en unidades cancerosas. Es una mutación; es decir, una adaptación electrónica que hacen los cromosomas en el núcleo, de acuerdo con el grado de acidez que prevalezca dentro de las células.

De manera general, todas las carnes hacen daño, porque absolutamente todas provienen de seres vivos; y, por tanto, todos los animales, al igual que los seres humanos están configurados por células; estas células están formadas por ADN y el ARN, los cuales contienen las bases púricas guanina y adenina. Mientras que, la proteína de origen animal trae con exceso el aminoácido metionina; el cual, al perder el grupo metilo se convertirá en el aminoácido homocisteína.

Metionina es un donador de grupos metilo $-CH_3$; por lo cual, metionina puede considerarse como un producto de la metilación de la homocisteína. De tal manera que, homocisteína es energéticamente más estable que metionina; por lo que, si el grado de acidez está alto, a metionina se le puede desprender el grupo metilo para convertirse en homocisteína. Este grupo metilo desprendido de la metionina, va a hacer que las bases citosina y uracilo se conviertan en la base timina como se ha dicho.

Si hay tautomerismo, la base timina estará con abundancia en el núcleo de la célula; y para hacer los acoples donde faltan las bases citosina y la base uracilo, los cromosomas utilizarán la base timina para formar ADN y ARN. Pero, ese ADN se convertirá en mutante, porque continuará replicándose de una manera más rápida con esa nueva forma errada respecto al ADN y ARN de las células normales en el mismo cuerpo. Es decir, que se acelera el proceso de réplica tanto del ADN como del ARN mutado, con relación al ritmo de réplica del ADN y ARN normal.

Sin embargo, no nos vamos a dar cuenta de esta anomalía, sino cuando observemos que hay una protuberancia o crecimiento anormal debido a un tumor en algún sitio del tejido blando del cuerpo; ya que, el 80 % de los casos de cáncer se producen en las membranas epiteliales de los órganos. Específicamente, en las células apicales de estas membranas epiteliales. Digamos que, dentro de los ductos de leche de las mamas, el útero, las vesículas seminales cercanas a la próstata, el hígado, el páncreas, los pulmones, la garganta o en la epidermis. Todos estos, son tejidos blandos formados por células epiteliales apicales. Por ejemplo, los seres humanos que más sufren de cáncer son las mujeres por la afectación del útero, y en segundo lugar están los hombres por el cáncer en las vesículas seminales cercanas a la próstata. Los habitantes de los países nórdicos son afectados por el cáncer de piel, porque se exponen a las insolaciones en los países del trópico y los rayos ultravioleta afectan las células apicales de la epidermis.

Mientras que la falta de uracilo en el ARN, cuya función ahora fue asumida por timina, logrará que se produzcan errores en la síntesis de las proteínas por parte de los ribosomas en la parte externa del núcleo; es decir, en el citosol de la célula. Esto sucede, porque los códigos de síntesis de las proteínas ya vienen alterados desde los cromosomas para los ribosomas; y los ribosomas no podrán leer dichos códigos de síntesis. De tal forma que se altera la secuencia de la proteína; ya que, el código que trae implícito el ARN mensajero no corresponde con el código del ARN de transferencia. Así que, los ribosomas se desarticulan electrónicamente y sintetizarán una clase de proteína que no es funcional para las células de un ser humano normal.

Resulta que, estas células que ahora son mutantes, se replicarán con una rapidez mayor que las células sanas, porque la fuerza energética que estabiliza el ADN equivocado es menor. Es decir, que llegará el momento en el cual, habrá más células mutantes que células normales. Las mitocondrias de las células son afectadas en menor grado, porque se pueden adaptar mejor a la alta acidez que se produce en la parte interna de las células.

Sin embargo, si se lograse incrementar el grado de acidez en la parte externa de las células, es decir en la sangre, el urato de sodio será transformado totalmente en ácido úrico libre, específicamente en ácido 3-metilúrico; y perderemos de esta forma el antioxidante urato de sodio y la vitamina C por medio de la orina y la sudoración. Con ello, comenzará a ponerse fuera de control el estrés oxidativo; el cual hará, por ejemplo, que una cantidad mayor de metionina consumida de la proteína animal se convierta en homocisteína.

Digamos, que, el estrés oxidativo es necesario en la condición de acidez normal para el mecanismo de la hemólisis, o mediante el cual, se lograrán descomponer los glóbulos rojos que dejaron de cumplir sus funciones de transporte. Pero a la vez, los antioxidantes ayudarán, para que los glóbulos rojos sanos no pierdan de manera anticipada su función de transportar oxígeno y bióxido de carbono alternativamente.

Dentro de las células, al convertirse metionina en homocisteína, la homocisteína usurpará la función de los antioxidantes propios de las células. Así que, de esta forma, se dará inicio para que se logre reducir el sistema enzimático respiratorio; el cual, como vimos, es importante dentro de las células para controlar el grado de acidez cuando se genere la energía en forma de calor sin oxígeno en las mitocondrias.

La energía sin oxígeno es necesaria en los casos de angustia. Por ejemplo, cuando estamos asustados detenemos la respiración; y el cortisol hace que disminuya el nivel de insulina para que haya más glucosa disponible, en caso de que tengamos que emprender la huida. El proceso de la respiración sin oxígeno mediante la glicólisis, está más desarrollado en las aves, reptiles, insectos y los animales buceadores, tales como las tortugas, las focas y los pingüinos. Los animales buceadores tienen que sumergirse en el agua para buscar el alimento; pero, luego tienen que salir a la superficie para respirar el oxígeno del aire. Pero, el ser humano no es buceador; el ser humano únicamente vive en la superficie de la Tierra donde respira para captar el oxígeno del aire.

Como ya explicábamos, es difícil que a citosina le ocurra un tautomerismo, porque su anillo tiene completos sus dobles enlaces. Así que, la base citosina no dispone de un hidrógeno alfa, o que esté adyacente al grupo cetónico sobre el carbono número 2, con la finalidad de que se cierre otro doble enlace entre dos átomos de carbono en el anillo de la base citosina.

Es decir, que, lo más probable que le pueda ocurrir a la base citosina es una metilación, debido al debilitamiento que produce el grado de mayor acidez sobre el grupo amino que está unido al carbono 4 del anillo de la base citosina.

La mayor acidez, como vimos, es el resultado de la glicólisis, o la fermentación de la glucosa; es decir, el proceso de la respiración celular sin oxígeno; ya que, por esta vía de la glucólisis o fermentación de la glucosa se generará ácido láctico en las mitocondrias. Principalmente en las células musculares; las cuales, son las células que necesitan producir más energía, porque están en movimiento; además que las células musculares están con mayor abundancia en el cuerpo. Si no les llega el oxígeno a estas células, las mitocondrias recurrirán a producir la energía calórica mediante la glucólisis.

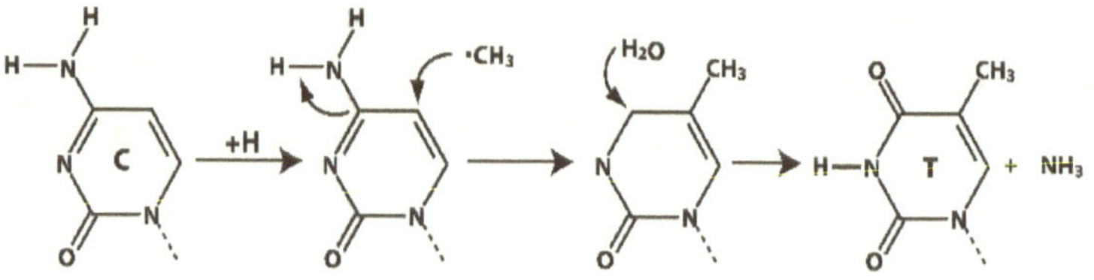

FIGURA 11

CONVERSIÓN DE LA BASE CITOSINA C EN LA BASE TIMINA T POR EFECTO DE LA METILACIÓN

Por otro lado, al transformarse en ácida la citosina, el carbono 5 en el anillo de citosina se volverá positivo, es decir, electrófilo; y se hará vulnerable a un ataque por parte de los radicales libres o nucleófilos, tales como el grupo metilo ($\cdot CH_3$). El cual, por ser un grupo dador de electrones. Este grupo metilo puede reaccionar con los núcleos; es decir, con aquellas partículas que tienen carga positiva, tal como se muestra con las flechas curvadas en la Figura 11.

En el caso de la Figura 11 para la base citosina, el radical metilo ($\cdot CH_3$) que quedó de la metionina, atacará al carbono 5 en el anillo de la citosina; y esto, la convertirá en un producto intermedio; es decir, 5-metilcitosina. Luego, al perder el compuesto 5-metilcitosina el grupo amino en el carbono 4 en forma de amoníaco (NH_3), el sitio dejado por este grupo amino será ocupado por una molécula de agua. Como resultado, 5-metilcitosina se transformará por completo en la base timina más amoníaco.

Con la acidez alta, el amoníaco se convertirá en el ion amonio, el cual puede ser transportado como una sal hacia el hígado, donde será convertido en urea para expulsarla por medio de la orina; y es así, que se origina el mayor volumen de orina en los diabéticos.

Igualmente, esto puede suceder con el compuesto intermedio de la Figura 12, cuando la base uracilo se está convirtiendo en su forma enólica. Porque al transformarse en la forma enólica, el carbono 5 de la base uracilo se hace positivo; es decir, que el uracilo será un ácido de Lewis. Por lo cual, el uracilo, cuando pasa a la forma enólica, se hace más propenso al ataque por los radicales libres; tal como el grupo metilo, que se introduce en el carbono 5 del uracilo enólico. Por lo cual, al igual que sucede con la base citosina, el grupo metilo se incorporará en este carbono de la base enólica uracilo, y así se convierte la base uracilo enólico en la base timina por efecto de la metilación.

En este caso, al igual que queda el amoníaco como residuo de la metilación de la base citosina, en la metilación de la base enólica uracilo, debe quedar libre un átomo de hidrógeno ($\frac{1}{2}H_2$) que luego se convierte en una molécula de hidrógeno

H_2. Tal como se muestra en la Figura 12. Esto es posible, ya que sabemos que el hidrógeno molecular es un agente reductor; lo cual, es compatible con el carácter reductor de la homocisteína dentro de las células.

Tal vez, que lo más importante es saber que, el resultado final por la alta acidez dentro del núcleo, las bases guanina y uracilo se convirtieron en enólicas; y esto hizo que la base citosina se transformara en timina, tal como se puede ver en la Figura 11. Igualmente, la base uracilo desde su forma enólica se convirtió en timina, tal como se puede observar en la Figura 12.

Los animales carnívoros, como las hienas, leones, perros, tigres, gatos, etc., excretan el exceso de aminoácidos como alantoína por medio de la orina en vez de urea. Para llevar estos desechos a alantoína desde ácido úrico, se requiere de la enzima urato oxidasa. Sin embargo, los animales vegetarianos, tales como los humanos, no tienen en su sistema excretor la enzima urato oxidasa; por lo cual, los vegetarianos no debería ingerir la carne de otro animal.

Los peces, y otros animales marinos excretan sus desechos celulares en forma de amoníaco. Esto es así, porque generalmente los animales marinos excretan sus desechos de forma hipotónica sin la necesidad del sistema urinario. Mientras que las aves y los reptiles no tienen el sistema urinario, porque las aves tienen que volar; y los reptiles se arrastran por el suelo. De tal manera que, las aves y los reptiles convierten sus desechos en ácido úrico y lo excretan por las heces. Así que, consumir carne de aves hace más daño porque la carne de las aves contiene más ácido úrico.

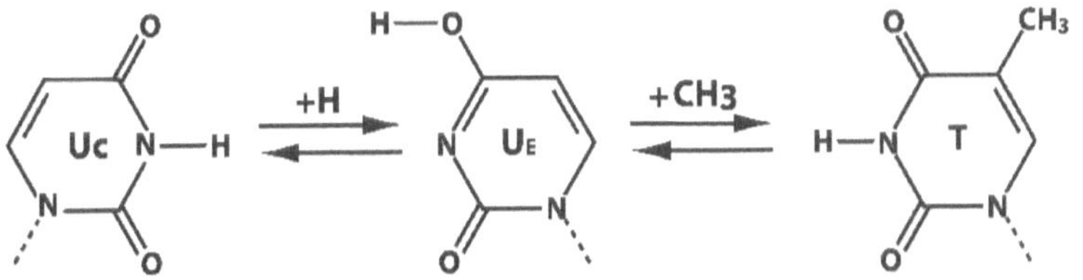

FIGURA 12

POR LA ACIDOSIS, EL URACILO ENÓLICO U_E ES TRANSFORMADO EN LA BASE TIMINA T POR EL EFECTO DE LA METILACIÓN

De tal forma que, este proceso de la metilación puede suceder por esta vía de la desmetilación del aminoácido metionina, el cual se incorporó a las células con exceso durante los años que duró el reiterado consumo de proteínas de origen animal.

Así que, con el par de bases adenina=timina no habrá inconveniente, porque lo que habrá, es una mayor cantidad de timina. Con esa abundancia de la base timina, se logrará favorecer las condiciones para la formación de ese par adenina=timina, porque ambas bases resisten mejor el incremento del grado de acidez en el núcleo celular. Este par de bases adenina=timina, seguirá siendo un acople de bases de forma natural y normal en el núcleo de esa célula; y, específicamente en los cromosomas, que es donde se replica el ADN.

El problema se presentará, porque en la medida que transcurra el proceso de la metilación, el núcleo de esa célula involucrado en la réplica de su ADN se quedará en algún momento sin las bases citosina y uracilo. Esto, obligaría a que la célula cambie químicamente las formas de los acoples entre las bases en el ADN por parte de los cromosomas.

Cuando la base uracilo se convierta en enólica, esta base no podrá sustituir a la base citosina en el ADN, ya que la base uracilo no puede formar puentes de hidrógeno. Porque ya no hay un hidrógeno sobre el nitrógeno número 3 del uracilo enólico. La única base que queda en el núcleo para acoplarse con guanina enólica es timina. Porque la base timina tiene un hidrógeno sobre el nitrógeno 3. Pero no existe en el núcleo de la célula otra base que se presente con estas mismas características electrónicas. La única base con estas propiedades y características es la base timina.

Se han dado las condiciones químicas que provocarán un reajuste de acoples electrónicos en el ADN, lo cual influirá en la función y en la estructura original de ese ADN; es decir, que la célula muta; y el núcleo de esa célula que ahora es diferente, será distinto, porque los cromosomas utilizarían como la otra base para el acople con la base guanina que está en forma enólica, la base timina. Es un acople que normalmente debió ocupar la base citosina con la base guanina con su forma cetónica pero no enólica; lo cual, se hace evidente, que la base timina ahora participe con su abundancia para que los cromosomas formen un nuevo tipo de ADN; pero, este ADN que producen los cromosomas estará alterado respecto al ADN normal.

Como se dijo, sucederá igual en los ARN, puesto que, desapareció la base uracilo, y esta base uracilo que falta, será reemplazada por la base timina; la cual, en realidad no participa normalmente para formar ARN. Así que, con ese exceso de la base timina se puede alterar el ARN de transferencia y el ARN mensajero; y con ello, se podrá influir hacia otros problemas relacionados con la secuencialidad de aminoácidos en la inserción de estos en las cadenas de las proteínas. Como explicábamos, el cambio en un nucleótido induce al cambio de posición de un aminoácido en la cadena proteica; y esto, contribuirá para que se intercambie un aminoácido por otro; pero, la cadena proteica formada no será igual a la que debió formarse.

Capítulo 5

ERRORES DE SÍNTESIS

Cuando no hay tautomerismo y metilación en las células, el triplete que le indica al ribosoma dónde debe comenzar la síntesis de la cadena proteica; es decir, el triplete de iniciación será de la siguiente forma: uracilo-adenina-citosina (U-A-C) respecto al ARN de transferencia que debe acoplarse con el triplete adenina-uracilo-guanina cetónica (A-U-Gc) del ARN mensajero. Mientras que, el triplete de finalización será: uracilo-adenina-adenina (U-A-A) en el ARN mensajero, el cual no tiene aminoácido en el ARN de transferencia; por tanto, al llegar este triplete que trae el ARN mensajero, le indica al ribosoma que allí no va nada; es decir, este triplete es lo que le indica al ribosoma que se dé por terminada la síntesis de la cadena de proteína.

Cuando no hay citosina ni uracilo en el núcleo de la célula porque se convirtieron en la base timina, estos tripletes que trae el ARN mensajero serán distintos. Por lo cual, la inserción y la secuencia de aminoácidos en la proteína será errada. Por ejemplo, el triplete de iniciación se cambiará por: timina-adenina-timina (T-A-T), mientras que el triplete de finalización será timina-adenina-adenina (T-A-A). Y de esta manera equivocada, el ribosoma no encontrará el código que le indique dónde comenzará y cómo va a finalizar la síntesis de la proteína.

A partir de ese instante, tanto en el núcleo como en el citoplasma de la célula, se generará un desequilibrio que afectará toda la estructura celular. La célula se distorsiona y se replicará una nueva clase de célula con características cancerosas.

Las células sanas y vecinas que no están afectadas buscarán el reajuste electrónico de la estructura química de su diseño y funcionalidad electrónica; y estas, son las células que debemos resguardar de una elevación del grado de acidez, para que no sean sobrepasadas en número por las células mutantes. Si actuamos a tiempo, se formarán células sanas; mientras que, las células cancerosas desaparecerán.

Esto no se logrará, hasta que la célula sana encuentre de nuevo su condición predeterminada de la concentración ácido-base, que le daba un acople inequívoco como células sanas. En tal caso, dependerá del ser humano involucrado en el proceso del tautomerismo y la metilación, pero no será por culpa de nuestras células. Ya que, por cuenta propia somos quienes decidimos qué cosas comemos y cuáles no, con la finalidad de alimentar a nuestras células, que sólo están hechas por materia electrónica; por lo cual, las células no están conscientes de su existencia; es decir, que las células mutadas no están conscientes de este error genético, y sólo se ajustan a los cambios impuestos por las cargas electrónicas de naturaleza química.

Este, es un claro ejemplo, de por qué la masa magnética del espíritu y la materia electrónica del cuerpo, se integran mediante el medio físico, pero no se fusionan como una sola identidad genética. De tal manera que, por no estar integradas, las dos entidades se pueden separar. Digamos, cuando culminen los cambios que le suceden a la materia electrónica del cuerpo. Esta culminación, es el envejecimiento por los cambios que son de naturaleza física. En ese momento de la desconexión, la masa magnética del espíritu regresará a su mundo espiritual, mientras que, la materia electrónica del cuerpo seguirá con el proceso de cambios sin la necesidad de la masa magnética del espíritu.

Este cambio de apareamiento electrónico hace que se modifique la configuración física y electrónica del ADN; lo cual, modificará la forma física de la materia electrónica; es decir el ADN, mientras que esto no afectará a la energía magnética del espíritu. La masa del espíritu tampoco está consciente de cómo es el proceso del tautomerismo y la metilación.

Desde el punto de vista físico; el genoma se caracteriza por ser heterogéneo; y en una disposición de los pares de bases en el ADN. Pero, este ordenamiento de los pares de bases en el ADN no es al azar, sino que depende de las características electrónicas que se vayan formando. Lo cual, es lo que le da la estampa física a cada ADN de manera particular. Por tanto, es de esperar, que, de dicho ordenamiento o secuencia entre los pares de bases, resulte una cantidad de combinatorias que realmente es infinita en los sistemas de la vida física.

Los pares de bases son los que dan esa posibilidad de combinatorias, aunque de manera individual la forma de estos pares en el ADN tiene que ser de la forma guanina cetónica≡citosina, adenina=timina y timina-citocina. Pero, si se cambian las características de estos enlaces individuales, esto va a tener influencia en la secuencia de estos pares de bases en la estructura final de cada ADN.

Por ejemplo, existen regiones abundantes con los triples ensambles guanina cetónica≡citosina, que posiblemente sea el resultado del enlace de hidrógeno más estable que se forma entre el par de base adicional timina-citosina, tal como el enlace de hidrógeno número 3 de la izquierda de la Figura 10.

La estructura estable tridimensional del ADN se aplanará, cuando se forme el par guanina enólica con timina, porque no se puede formar un enlace de hidrógeno entre el par timina-timina a la derecha de la Figura 10.

Lo que hace que el ADN sea estable, es que la guanina cetónica se aparee con citosina, para que se puedan formar otros enlaces entre los pares de bases, tal como el enlace timina-citosina. Lo más lógico para que esto ocurra, es que se forme el enlace triple guanina cetónica≡citosina y el par sencillo timina-citosina entre los dos pares de bases; lo cual, le confiere una mayor estabilidad energética a la molécula de ADN. Estos pares triples, son los que más contribuyen con mayor fuerza energética para darle una estabilización al ADN normal. Será por eso, que el contenido medio observado del triple enlace guanina cetónica≡citosina, es aproximadamente un 60 % mayor que el esperado teóricamente; es decir, 50 %.

Dicha diversidad mayor de los enlaces triples en una cantidad que está en el orden de un 60 %, está correlacionada con la llamada riqueza en genes; lo cual significa, que los genes tienen esa propensión de concentrarse en aquellas regiones más ricas en los acoples con los triples enlaces guanina cetónica≡citosina. En cuyo caso, como podemos ver en la Figura 10, dicha riqueza de triples enlaces se puede disminuir por el efecto de las alteraciones ácido-base dentro del núcleo de las células. Como en el caso específico del tautomerismo; lo cual, influye para que se genere la metilación de la citocina y el uracilo enólico.

A la izquierda de la Figura 10, se puede ver, por qué en el ADN normal existen regiones preferentes o más abundantes en los pares formados por el triple puente de hidrógeno guanina cetónica≡citosina y timina-citosina. Ya que, en ese tipo de moléculas en forma de hélice del ADN y los ARN, lo que existe, es una interacción entre nubes de electrones acopladas de acuerdo con las cargas electrónicas. Por lo cual, este ADN es cambiante para que ocurra un reacomodo; y dicha estabilidad química de su estructura tridimensional, dependerá de la fuerza de atracción con la cual cada molécula, o grupos de moléculas contribuyan para ese reajuste de la carga electrónica.

Los enlaces triples, son los que hacen que la molécula en forma de cadena se tuerza en forma de espiral, cuando cada par se una a la cadena de ribonucleótidos. De tal forma que, la cadena de ADN se tuerce hacia la derecha; lo cual sucede, como se mencionó, porque los azúcares que intervienen para la configuración del ADN todos son de configuración espacial derecha. Así que, en la cadena de la izquierda de la Figura 10, lo más probable que pueda suceder, es que aparezca el par de doble enlace hidrógeno en el par adenina=timina, pero invertido, el cual proseguirá conformando la estructura codificante de ese gen.

Tiene que suceder la finalización de esta secuencia, es decir, para que se formen los distintos genes; ya que, la longitud de la cadena de ADN no puede ser infinita. De tal manera que, se van debilitando estas fuerzas de enlace; por lo cual, no se permitirá la incorporación de pares adicionales en la secuencia del ADN. Es lo que determina la estampa física final de cada ADN de manera individual.

A la derecha de la Figura 10, encontramos la misma situación; pero, de una manera equivocada debido a la presencia de la base timina en el par de bases guanina enólica con timina; porque ya no hay citosina en el núcleo de la célula mutada. En este caso, como podemos ver en la Figura 10, la formación de ese segundo puente de hidrógeno entre los dos pares de bases ya no existe. Los dos grupos cetónicos de la base timina se repelen por ese lado de la cadena del ADN equivocado; lo cual, hace que el ADN se abra en ese punto. Desde luego, que la fuerza de enlace se hace menor en este caso; por lo cual, en forma de enol, las fuerzas de enlace serán más débiles. El resultado, es que la fuerza de unión del triple enlace guanina cetónica≡citosina es mayor que la del triple enlace guanina enólica≡timina.

Así, que, a pesar de haberse formado un triple puente de enlace entre las bases guanina enólica≡timina, este será un ADN menos estable desde el punto de vista energético, porque no se ha formado el puente timina-citosina entre los dos pares de bases.

De tal forma, que su configuración contribuirá energéticamente en menor grado para la formación de zonas abundantes para ese gen que contenga el par equivocado guanina enólica≡timina; porque este ADN errado será energéticamente más fácil de sintetizar. Aunque le aportaría una menor estabilidad con su fuerza de enlace a la molécula de ADN, en comparación a como lo hacía con mayor fuerza el par de bases normal guanina cetónica≡citosina.

El ADN, es lo que le da la estampa física a cada organismo; ya que, es la huella original que está establecida en el núcleo de cada célula; es un código; por lo cual, al cambiar la estructura del ADN, de la misma manera se modificará la estampa física original con la cual nació cualquier ser vivo. Y siempre será una lógica, porque en química, el producto final que resulte siempre será el más estable, aunque sea el más difícil de sintetizar energéticamente, porque lo que cuenta es la estabilidad electrónica o la menor energía contenida en el producto final.

La menor energía que se requiere para formar una fuerza de enlace más débil contribuirá para que este ADN mutante se replique más rápido; pero, al final, será un ADN más inestable si lo comparamos con el ADN normal. Porque el enlace entre las bases guanina cetónica≡citosina, le incorporan una mayor estabilidad al ADN normal, comparado con el caso que se forma con el error de acople entre las bases guanina enólica≡timina.

Una vez logradas estas condiciones para que los cromosomas sinteticen un ADN equivocado, el gen puede perder tanto su secuencia y su ritmo de réplica; ya que, de esta rapidez de réplica, va a depender el período de vida de cada ser vivo. En cuyo caso, una célula portadora con un error de esa clase, será diferente motivado al factor mutante. Así que, una célula hermana que provenga de ésta, también portará el mismo error en lo sucesivo, hasta conformar un grupo importante de células mutantes. Como consecuencia, habrá unas células que se estarán replicando más rápido que otras; y con ello, ocurrirá la formación de una protuberancia o brote de células mutantes que se harán visibles en forma de tumor.

Además, de otras clases de enfermedades de tipo genético, o que influyen, para que se den esas incoherencias en el arquetipo heredado por el individuo humano, que ha sido afectado por ese error de carácter genético.

La menor fuerza energética necesaria para formar el triple enlace guanina enólica≡timina, aligerará la síntesis de ese ADN equivocado, tal como dijimos; de tal manera que, la presencia del uracilo en el ARN, pero no en el ADN, puede ser un mecanismo químico controlador del cual disponen las células para acelerar la rapidez de fabricación de proteínas; pero, al mismo tiempo, poder aminorar la rapidez con la cual se replica cada ADN. Es decir que, este orden es lo que determina, a qué ritmo debe replicarse el ADN en los cromosomas del núcleo de las células en cada ser vivo. Es lo que marca el ritmo de la vida.

Tal vez sea por esto, que la menor energía invertida para la formación del ADN mutado logrará que en las células mutantes se acelere químicamente la rapidez de su replicación; tal como se observa en cuanto al crecimiento acelerado del cáncer.

Ese desfase tiene su lógica o sentido desde el punto de vista químico o energético, donde el factor influyente es el carácter cambiante de la materia electrónica. Mientras que, la masa magnética del espíritu no sufrirá alteraciones de ninguna forma y en ningún sentido, porque el espíritu es una forma de masa magnética estable; y es independiente de la materia electrónica del cuerpo físico.

Serán tolerables estas modificaciones impuestas al ADN del cuerpo físico, siempre y cuando, el número de células mutantes no logre sobrepasar el número de células sanas. Para que todo el organismo no colapse de manera definitiva. Porque resulta, que el cuerpo celular no podrá soportar por mucho tiempo ese crecimiento acelerado de células mutantes; ya que, esa funcionalidad que es lógica desde el punto de vista químico no corresponde a las mismas condiciones del ser humano que se formó originalmente.

Aunque el proceso distorsionado se podrá revertir; pero, solamente si la persona se da cuenta que el problema del cáncer es de carácter químico, y si puede cambiar a tiempo su estrategia alimenticia. En este caso, no se logrará desconectar la masa magnética del espíritu de la materia electrónica del cuerpo, pero el espíritu se engrandecerá con este conocimiento, lo cual será lo único que se podrá llevar de regreso, cuando le toque volver a su mundo espiritual. Es decir, que solamente el conocimiento de su proceso químico realzará la masa magnética del espíritu.

El espíritu no se puede llevar nada que contenga materia electrónica a su mundo espiritual; ya que, el espíritu está formado solamente por masa magnética sin ninguna clase de materia electrónica. Así que no tiene sentido acaudalar fortunas materiales en la Tierra sino un caudal de conocimientos.

Dichas modificaciones puede que no sean tolerables por el genoma original de las células gérmenes; de tal manera que, las modificaciones adquiridas por el individuo que las modificó, se las va a transmitir a su descendencia. Lo cual explica de alguna manera que, algunos de esos reajustes o mutaciones se den continuamente, y que el aspecto de los seres vaya cambiando hacia mejor. Pero estas modificaciones tienen que ser mayor en los seres humanos, porque lo que observamos, es que existen muchas formas de seres humanos dentro de esa misma raza.

Será por eso por lo que, en la actualidad, el número de enfermedades por esas modificaciones genéticas continuas está en el orden de unas 4.000. Siendo la más común la fibrosis quística. Pero, muy poco se consigue de esta relación con el carácter hereditario del cáncer sino solamente en cambios moderados que se manifiestan en aquellas generaciones que las heredan.

Pero, el cáncer no es hereditario. El carácter no hereditario del cáncer, lo demuestra el Dr. Paul Liechtenstein del Departamento de Epidemiología Médica del Instituto Karolinska. Una institución médica universitaria situada en Suecia.

El Dr. Liechtenstein, analizó los casos clínicos de 44.788 gemelos homocigóticos, es decir, de aquellos individuos que comparten una configuración genética idéntica. Para el análisis de los datos, se estudiaron los casos de los registros médicos de gemelos que murieron por causa de cáncer, según los registros de defunciones de suecos, daneses y fineses; esto, con el fin de evaluar la estadística de padecer tumores malignos en 28 partes distintas del cuerpo. En cada uno de los registros, se analizaron las historias clínicas de los gemelos nacidos entre 1886 y 1958. Sólo entre 1926 y 1958, más de la mitad de uno solo de los gemelos había muerto por algún tipo de cáncer.

El análisis debió concluir, que el otro de los gemelos del hermano o hermana afectado o afectada por cáncer de estómago, colon, pulmón, mama o próstata, etc., tenía el mismo riesgo de padecer la misma enfermedad debido a la similitud genética. Sin embargo, el resultado fue, que los factores genéticos aportaban poca evidencia de la probabilidad de que ambos mellizos estén proclives a desarrollar el mismo tipo de cáncer.

Es el medioambiente químico dentro de las células, el que juega un papel crítico, en la posibilidad de padecer de esta anomalía en uno solo de los gemelos, porque padecer o no del cáncer, depende del estilo de vida en cuanto a la alimentación. Ya que, es la forma de alimentarse lo que nos lleva a alterar el balance ácido-base dentro y fuera de las células.

Continuando con la metilación. En diciembre de 2007, uno de los miembros del grupo británico de investigación del Laboratorio Whitehead, Rudolf Jaenisch demostró que, existe una relación entre el fenómeno de la metilación y el desarrollo de tumores de colon de los ratones. Para ellos, la metilación es la acumulación con exceso de grupos metilo en ciertas partes del ADN. Pudieron deducir que, la metilación provoca la desactivación del gen que monitorea el correcto funcionamiento del ADN, o que este, es el gen que tiene la labor de reparar o hacer que se revierta lo que pudiera ser el inicio de un error genético; y como consecuencia, se incite a la formación de pequeños pólipos. También se encontró, que la metilación refuerza la frecuencia de aparición de tumores intestinales en los ratones entre un 60 a un 100 %; y en promedio se incrementa significativamente el crecimiento de los tumores microscópicos.

La metilación del ADN había sido correlacionada con el desarrollo de tumores cancerígenos en los seres humanos; ya que, es un tipo de modificación química en el ADN que puede ser heredada, siempre que la modificación sea tolerable.

Esto explicaría, por qué sucede el cáncer en los niños, los cuales no han consumido por su corta edad suficiente carne. Pero en este caso, la metilación fue heredada desde la madre. Debido a que es una mutación heredada desde la gestación del diploide, se hará más difícil revertirla químicamente; ya que, la misma forma parte de todo el conglomerado genético del niño. Estos genes alterados, funcionan mediante una lógica química; pero, están dislocados de manera biológica.

Mientras que, normalmente, en una persona que nació sana, el error genético se pudiera reparar sin cambios apreciables en la secuencia del ADN original. Pero, únicamente es necesario la intervención del medioambiente químico y natural de la propia célula. Se puede ayudar a lograr ese alivio, retornando al estilo de vida del vegetarianismo; es decir, recurriendo al consumo de alimentos vegetales que sean adecuados para el entramado celular de un ser humano.

Se pudiera dar la oportunidad, para que el sistema celular logre retornar a sus condiciones normales de acidez o pH. Es decir, este proceso de revertir la metilación y el tautomerismo, sería lo que hace que la progresión del cáncer se interrumpa químicamente por sí solo; ya que, las células disponen de los mecanismos y de la acción propia para corregirse a sí mismas dichas anomalías, las cuales hemos inducido por culpa nuestra.

¿De qué manera? Pues regularizando el consumo de azúcar en forma de sacarosa, derivados lácteos, verduras ricas en ácido oxálico y bebidas gaseosas; ya que, la enzima anhidrasa carbónica convertirá en ácido carbónico, el bióxido de carbono que contiene la bebida gaseosa. Prescindir definitivamente del consumo de carnes de cualquier clase, hasta que se logre detener el crecimiento acelerado de las células mutadas. Si lo que se quiere es seguir siendo carnívoro, seguramente que le volverán a aparecer las mismas afectaciones relacionadas con el cáncer.

Así que, este efecto de alimentación sana es lo que regula, para que ocurra un proceso normal mediante el mecanismo de la modificación genética, porque también es necesaria la actividad de adaptación de ciertos genes, en aquellas regiones heredadas del genoma, dependiendo de qué es lo que las células necesitan expresar o hacer en un momento dado.

Como todas las células que configuran al mismo organismo poseen una configuración de bases en el ADN que son idénticas, la secuencia encubierta de ese ADN será un elemento clave para la identidad que debe ser heredada por la futura célula.

Este proceso, o el de poseer distintas clases de células con actividades diferentes, es lo que se conoce como diferenciación celular; ya que, todas estas células se originaron a partir de un diploide. Esta sería, una multitud de mutaciones lógicas y necesarias a partir de unas células madre; siempre y cuando, no se intercambien las bases en el ADN; ya que, solamente se debe alterar la secuencia de los genes, para producir otras formas de vida, o una amplia variedad de células distintivas que se encuentran en el cuerpo de un ser humano.

También, la mutación es una razón natural y necesaria para el mejoramiento y la perfección de cada raza. Por ejemplo, cada día nacen mujeres más bonitas y niños más inteligentes. La cualidad para el comportamiento de cada ser, vienen en su memoria magnética. Pero, desde el punto de vista físico, estos serán los hombres y mujeres más capaces para que contribuyan con el mejoramiento físico de su raza.

El comportamiento físico es distinto al comportamiento psicológico. El comportamiento psicológico, es una actividad que tiene su origen en la masa magnética. Este comportamiento psicológico, lo tienen como un instinto los insectos tales como las hormigas y las abejas, o los animales quienes compiten entre ellos, y solamente se quedarán la hembra y el macho que tengan una mayor fuerza energética; y, por tanto, una alta capacidad genética y psicológica para el mejoramiento de su raza.

Quiere decir que, cuando una célula se divide, esta célula, le podrá transmitir a su célula descendiente ese mejoramiento o actualización de su estampa física. Pero, el comportamiento original del espíritu lo trae incorporado la masa magnética. Por lo cual, esta cualidad no puede desaparecer por la desconexión del espíritu del cuerpo físico; ya que, ambas clases de energía no se pueden disgregar. No desaparecen, de la misma manera que desaparecen el tautomerismo y la metilación; porque el tautomerismo y la metilación, son cualidades que le pertenecen a la materia electrónica del cuerpo físico.

La metilación natural, las características y patrón secuencial, se tienen que mantener en la armonía y memoria genética de la materia física del ser vivo, porque la masa magnética del espíritu es la energía que le da la forma de vida a la materia electrónica física. Por lo cual, en el mundo físico se debe mantener la información en la nueva célula que se va a formar. Por ejemplo, si la nueva célula que se origina pertenece al corazón, la células que se formen, deben mantener la función de sus progenitoras, con el fin de heredar las mismas instrucciones de cómo contraerse y dilatarse para poder continuar la labor de eyectar la sangre.

Pero, si la célula se modifica por causa del tautomerismo y la metilación, se perderían las característica de funcionamiento de la materia electrónica del cuerpo físico, y la nueva célula que surja, ya no podrá cumplir esa misma función de su antecesora. La secuencia correcta de las bases guanina cetónica, citosina, timina y adenina en el ADN de la célula, es lo que les permite a estas bases replicarse sin errores; pero, además, deben portar las instrucciones que tienen que aparecer en la nueva célula que se forma.

En las células, como se mencionó, son los ribosomas los que cumplen con la tarea de realizar la síntesis de las proteínas, y parecido al ejemplo de leer un texto con errores ortográficos, el ribosoma tiene que reconocer y analizar esa secuencia adecuadamente, para tratar de minimizar la probabilidad de introducir un error; lo cual, pudiera conducir a un resultado equivocado de confusión y de función respecto a las proteínas idóneas producidas por las células sanas. Ese proceso del funcionamiento del ribosoma y del núcleo celular, dependen del grado de acidez dentro de la célula; pero, más específicamente dentro del núcleo celular. Es necesario mencionar, que el aparato de Golgi es el orgánulo que inspecciona la funcionalidad de las proteínas que se producen en los ribosomas.

Digamos que, este fue un análisis bastante cuidadoso, para saber cómo funcionan nuestras células, y cuál es la clase de energía que las hace funcionar para darle la movilidad a todos los seres vivos; es decir, para que la materia electrónica pueda transformarse en otra formas de materias electrónicas, y que la pueda utilizar la masa magnética del espíritu con el fin de darle la forma de vida a cada ser, en esta estación física de la Tierra.

Nuestra única intención con esta serie de libros es explicar cómo fue el inicio del Universo; y que el Universo es el creador de la energía y todo lo que existe en el Universo, con la finalidad de que la humanidad cambie su forma de pensar y de actuar; ya que, por el desconocimiento de cuál es su origen, el ser humano está arrasando consigo mismo, con el bosque y todos los animales, que a lo mejor no tienen noción de su existencia, pero tienen sentimientos. Porque es perentorio tener que actuar a tiempo, para poder salvar a los animales y al planeta Tierra de la desintegración de la vida.

RESPECTO A LA OBRA DEL AUTOR

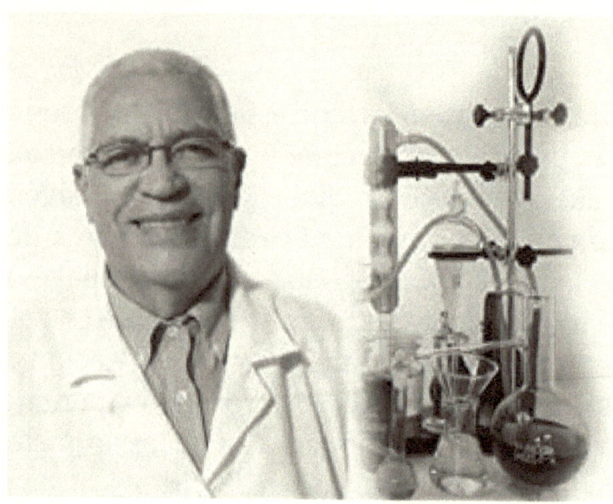

Egresado de la Escuela de Química, Facultad de Ciencias de la Universidad Central de Venezuela, con el título de Licenciado en Tecnología Química. Estudios de post grado en Ciencia y Tecnología de los Alimentos. Trabajo especial sobre la química de los productos naturales y la química de las enfermedades. Diseñador de procesos químicos. Libros que usted puede ubicar en Amazon.com®. Estos libros tienen que estar sujetos a revisión cada vez que vayamos aclarando. cómo fue que se formó el Universo: «La Química del Cáncer». «La Química de la Diabetes». «El infarto». «El Alzheimer». «La Química de la Artritis». «La Química del Pensamiento». «La Química del Espíritu». «Cómo se formó el Universo». «Los Expensalistas». «Por qué no deberías Comer Carne». «El Micro Mundo». «¿Existe Dios Realmente?». «Objetando la Relatividad de Albert Einstein». «Adivinar el Futuro». «El Error de los Grandes Científicos». «Vida en el Sol». «El Universo antes del Tiempo Cero». «La Energía del Espíritu». «El Origen del Cáncer». «El Mundo de las Células». «La Química de las Enfermedades». «La Partícula que Creó al Universo». La Química del Cáncer, séptima edición. La Química de la Diabetes sexta edición; La Química del Infarto cuarta edición, «La Química de la Memoria»; La Química de la Artritis tercera edición. «El Poder Creador de la Mente». La Partícula que formó al Universo, tercera edición. «La Masa Inicial del Universo». «No Deberías Comer Carne». «El Origen del Cuerpo y el Espíritu». «Adorar al Universo». «Azúcar un Enemigo en la Cocina». «Viajar en el Tiempo». La Partícula que Creó el Universo Edición 4. La Química del Cáncer Edición 8. La Química de la Diabetes, Edición 7. La Química del Infarto Edición 5. La Memoria del Espíritu Edición 1, La Química de la Artritis Edición 5. «El Punto Inicial del Universo» La Partícula que Creó al Universo Edición 5 «La Evolución del Espíritu». «La vida del Espíritu». «Reescribir la Ciencia». «El Inicio del Universo». «Crecimiento Espiritual». «Acoplamiento del Espíritu con el Cuerpo». «El Origen de la Vida». «La Partícula que creó al Universo, Edición 8». «La Muerte no Existe».

77

LA QUÍMICA DEL CÁNCER

78